Oh My God.

헬스걸 권미진의 개콘보다 재밌는 다

我瘦了
50公斤

權尾珍 ◎ 著　林育帆 ◎ 譯

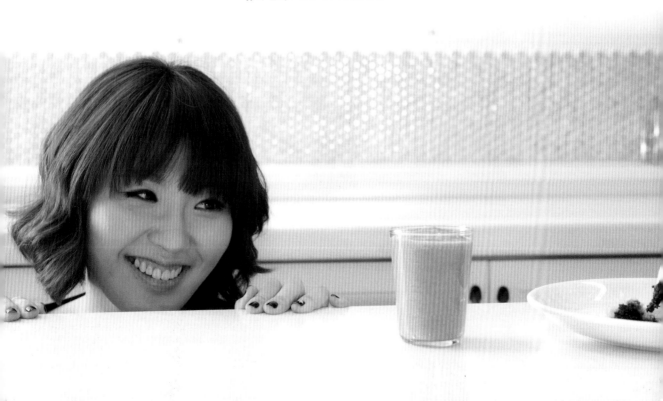

沒抽脂、沒吃藥，103變51公斤，我都能減肥成功，你當然也可以！

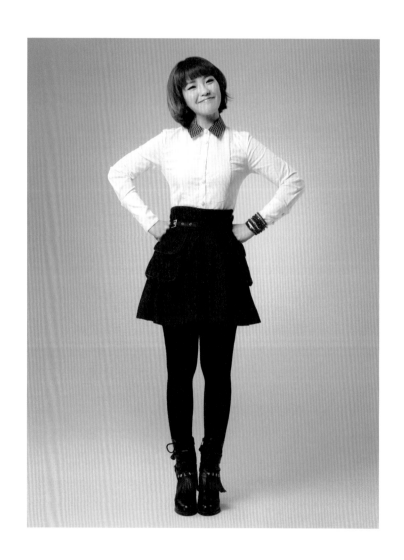

我出生時體重 3700 公克，比起其他新生兒來說，算是稍重些。喝奶量也是別家小孩的 2 倍；4 歲時一人吃完整隻烤雞後昏倒被送進急診室；一雙粗腿怎樣也擠不進最大尺寸的童裝褲內，只好提早買少女服飾，再剪掉褲長的一半，最後才成功穿上的少女。

國小 3 年級時，因為想吃運動後提供的麵包，所以加入田徑隊推鉛球；國小 5 年級時，覬覦爸爸喝的馬格利酒，便偷偷拿來喝，最後竟灌醉自己；甚至誤把電子鍋當作馬桶，將鍋蓋打開後就坐上去，最後屁股燙傷。

國中時，別人連穿 3 年的校服，我卻每年都要重新訂做；埋怨逼迫自己減肥、運動的媽媽，最後憤而離家出走。朋友們買衣服、用化妝品來打扮自己時，我將全部的零用錢都拿去買食物吃。當體重 50 幾公斤的女孩們說自己只有 49 公斤時，體重超過 90 公斤的我，只好謊稱自己 88 公斤。突破 100 公斤後，大笑時還差點因身上的肉擠壓呼吸道而喪命。

從小到大不論去哪裡都是團體中最胖的人，從此便相信自己一輩子都要這樣度過。然而，現在這名少女整個人瘦了一大圈。

因為親身經歷過，我更清楚減肥是多麼辛苦的事

「減肥」，這是男女老少皆掛在嘴邊的兩個字。它究竟是什麼，為何會帶給人們這麼多的壓力、怒火與痛苦！即使減肥成功，絕大多數的人也都還是會面臨復胖問題，最後身材甚至比之前更臃腫。「減肥」無疑是自己與自己的一場戰爭。

儘管我並非專業教練，但千真萬確是從 103 公斤瘦到 51 公斤，因此，減肥是多麼艱辛又寂寞的一場戰爭，減重過程中會遭遇什麼問題，又會面臨什麼變化，我肯定比任何人都更清楚。

說「沒時間運動」只是藉口，但是，當我發現另外挪出運動時間的確很困難後，我開始從日常生活中找尋運動的機會。即使過程順利，眼前的美食仍然多次搞砸我的減肥計劃，最後，我終於成功用低卡又美味的餐點，快樂戰勝減肥大魔王。

此外，為了不傳達錯誤資訊給大家，我可是做足了功課。我更敢保證，從開始減肥的那一天到現在，我付出的努力和時間絕對超出各位的想像。

許多人問我：「妳將辛苦得來的一切全部分享給他人，不會很捨不得嗎？」可是我卻未感到任何不捨，因為我想與那些因肥胖而身心受創、因減肥而倍感壓力的人們分享自己嚐到的成功滋味。所以，我也利用部落格與大家交流。

每當看見那些因為我的文字而開始減重、皮膚變好，或是罹患糖尿病的患者說我的食譜很有幫助等的留言時，內心都感到無比踏實與幸福。拜這些幸福能量所賜，我才得以維持曼妙身材並努力不懈直到今日，真的衷心感謝大家。

身體絕不會背叛辛苦的汗水，有付出就有收穫

雖然我是透過電視節目上的單元而開始減重，但是，我也有在節目上無法說的故事。其中一個不能說的秘密就是「溜溜球效應」。結束〈瘦身女孩〉單元的拍攝後，我飽受溜溜球效應的折磨，所以我決定重新減肥。然而，儘管我嘗試了鄰居姐姐、某位女星和朋友的瘦身法，最終仍以失敗收場，屢戰屢敗的我也為此傷心欲絕地痛哭過。

即使如此，我也從未放棄，在屢次嘗試後，**我得出「只要遵守基本原則就不會變胖，溜溜球效應也不會找上門」的道理**。靠節食、只吃單一食物等減肥方式，在短時間內快速且成功瘦下來的人，與健康飲食搭配運動而慢慢瘦下來的人相比，後者才是真正的勝利者。因為，我們的身體絕不會背叛辛苦揮灑的汗水。

減肥期間，我將 3 顆洋蔥分別放在相同的容器內，並澆等量的水，讓它們在相同環境下生長。接著，我每天跟 1 號洋蔥說積極正面的話；不理會 2 號洋蔥；跟 3 號洋蔥說消極負面的話。結果，1 號洋蔥長得最好；2 號洋蔥逐漸枯萎；3 號洋蔥則腐壞發爛。由此可見，給予不同的對待，得到的結果也大不相同。

別再等到明天，現在就開始健康瘦身吧！

　　整個人瘦下來後，我得到的最大收穫並不是煥然一新的身材與面貌，而是「正面的心態」。它賦予我勇於挑戰的精神與韌性，讓我明白沒有事情是做不到的。雖然俗話說「肯做，就會成功」，但我知道這並不能泛指所有事，所以也沒有百分之百相信這句話，當然也就更不可能認為「不去做，就會成功」。

　　有人說減肥若不夠激進則瘦不下來，但我絕不是作法如此極端的人。當我下定決心開始減肥後，不但產生堅強的意志力，也越瘦越有心得。記得千萬不要光說不練，要身體力行！還有，**一定要從「今天」開始，而非「明天」！此時此刻就立刻行動吧！**

　　既然慢慢來就能瘦下來，那就絕不會有「甩不掉」的肥肉。減肥成功後，除了得到夢寐以求的身材與面貌外，還能常保一顆積極正面的心。我再也不是為了減肥而減肥，而是要為更幸福、更健康、更璀璨的人生而瘦身一輩子。

　　為了不讓我「減肥顧問」、「健康傳道士」、「奇蹟少女」等頭銜蒙羞，我會像個好姐姐、好妹妹、好女兒般，陪伴大家走過減肥之路，一起當個 S 號小姐吧！

　　改變人生的減肥之路，現在開始！
　　權尾珍的下一個接班人就是「你」！

權尾珍

恭喜尾珍！
現在真的是大美女了！

米開朗基羅曾說：「大衛雕像本來就存在於大理石內。」或許是我有一雙像米開朗基羅般的慧眼，所以從 0.1 公噸的尾珍身上發現美麗的尾珍。相較於雕塑石像，雕塑身材與體內脂肪會是多麼痛苦的一件事？然而在痛苦的終點，這尊美麗雕像誕生了。期許這塊土地上的其他尾珍們在讀了這本書之後也能懷抱著愉快心情雕塑出全世界最曼妙健康的完美身材。—— 金碩炫（前 KBS〈搞笑演唱會〉，現〈歡笑一卡車〉節目總監）

7 年前在大學路劇場第一次見到的尾珍是胖嘟嘟的業餘搞笑志願生，現在則越來越美了！不論是搞笑還是減肥，尾珍靠著不滅的熱情打造出今日的自己，在此為她掌聲鼓勵。—— 李常德（現任〈搞笑演唱會〉編劇）

我的學妹權尾珍將減肥轉變為自己人生的一部分。原以為她只不過是身材胖、心地善良的人，但如今身為我學妹的尾珍已成為我迎接挑戰與自我啟發時的最佳榜樣！就是這樣，尾珍！因為妳是權尾珍，所以妳一定做得到！我從妳身上學到很多！我們一起加油吧！—— 朴成浩

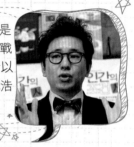

看見尾珍就會讓我聯想到「奇蹟」這個單字，我要在此向創造奇蹟的尾珍獻上最真誠的祝福。現在反而是我要向她討教減肥秘訣，她總是靠著自己獨創的方法愉快瘦身，任誰看見她都會產生源源不絕的快樂能量。
期待所有為肥肉和健康苦惱的人在讀了這本書之後，也能創造自己的「奇蹟」。

—— 健身之神 李承允

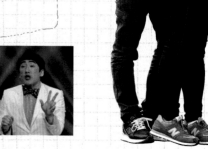

只有尾珍懂得如何變美！
—— 惡魔助教 李鐘勛

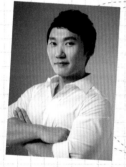

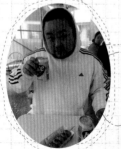

挑戰看看吧，權尾珍的健康秘密全在這本書裡。—— 宋榮吉

總是暴飲暴食又不愛運動的她；曾經胖到 100 公斤以上的她，那樣的她已經徹底改頭換面了。快吸收她所有的實戰經驗，就能跟她一樣徹底改變。
—— 李尚勳

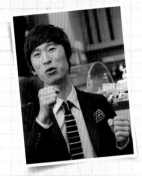

尾珍現在是身心輕盈的女人了！—— 梁相國

沒有不可能！權尾珍是減肥界的終極武器！
—— 金慧善

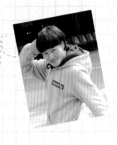

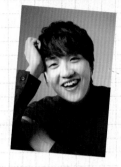

不僅身材和心靈都變美，連自信也找回來了。快去誘惑像我一樣的花美男，想必一定會全數上鉤的吧？—— 柳根知

減肥後會有什麼改變？臉蛋？身材？尾珍則是人生大轉變。健康瘦身！人生完美無缺！
—— 金基利

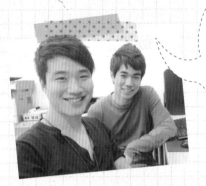

體重只不過是一個數值罷了，敬至高無上的健康與美貌！
—— 張起泳

這本書將會是你今年夏天減肥的最佳救兵^^。
—— 瘦身女孩 李姬庚

這是一本兼具健康的教科書，收錄努力就能成為美女的方法。 —— 金怜喜

驚天動地的尾珍變身記。—— 鄭恩善

尾珍印證了「美貌並非與生俱來，而是後天打造的」這句話，她用行動取代空口說白話。帥呆了！
—— 鄭知敏

擁有美貌與健康的尾珍～～～～好勇敢！
—— 申寶拉

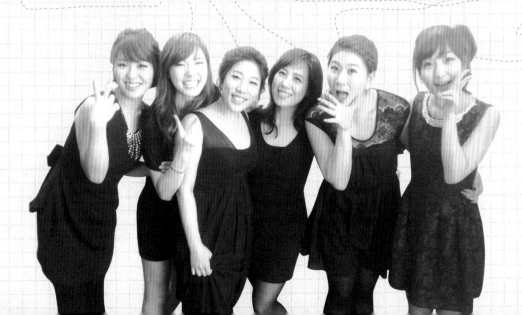

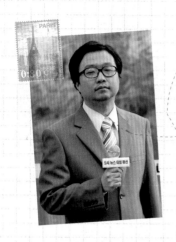

就像李秉憲再次聯絡李珉廷一樣，尾珍煥然一新的面貌讓我也忍不住主動聯絡她。「尾珍啊，妳比李珉廷還要美麗動人！」—— 朴輝順

30 年來我和體重間的戰爭也從未中斷，對於世界上的男女老少乃至於任何人而言，減輕體重是何其痛苦的事，但是她辦到了，由衷佩服權尾珍小姐。
—— K-1 選手 尹東植

就如同詩人里爾克在《給青年詩人的信》一書中所提到的：「我們之所以要和艱辛事物站在同一陣線是因為這已是不爭的事實。」即使又累又困難，權尾珍小姐仍用正確的方式成功瘦身，我真心期盼這本收錄她個人心得的書也能成為「給肥胖朋友的信」。—— 健身教練 楊晟均

尾珍率先完成「減肥」這項女人們一輩子的功課，我們不也是要在這場與肥肉的戰爭中贏得勝利嗎？咬緊牙根行動吧^^—— 演員 朴瑟琪

身為一名減重過的柔道選手，我相當清楚這場自己與自己的減肥戰爭有多麼辛苦，在此為從這場戰爭中贏得勝利的尾珍鼓掌致賀。—— 倫敦奧運金牌得主 金宰範

究竟各位是否珍惜自己的身體呢？千萬別讓自己的身體生病呀！只要讀這本書，你將會了解珍惜身體的方法。
—— 健康傳道士 阿諾德 洪

四處散播歡樂能量的尾珍小姐！這本書收錄她的精彩故事，大家也和尾珍小姐一起讓自己的身材和心靈變美麗吧！
—— 電台主持人 申雅瑛

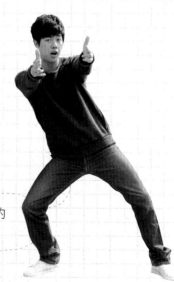

想要全身大改造的女性朋友們！這本書收錄所有妳需要的知識，絕對會讓妳大吃一驚！—— 模特兒兼演員 李勇株

醜小鴨變天鵝的權尾珍。
—— 李盛東

吃素肚子會餓，運動又好累，但是若能看見煥然一新的自己，真的會很高興！—— 徐泰勳

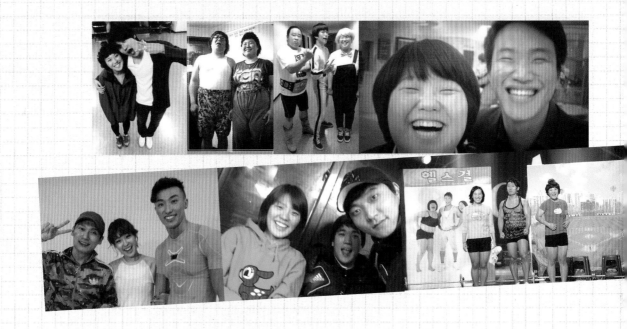

Thanks to ～～感謝所有幫助過我的人！

　　身為爸媽的女兒，我最為自己感到驕傲的事就是「減肥」了。這段日子以來，我深刻感受到耐性、韌性、價值與寂寞，當然也包括滿懷的喜悅與悲傷，並且體會到何謂成就感與挑戰精神，最後還領悟到凡事沒有不可能的道理。儘管只是一段文字，我仍要藉此向所有幫助我改變人生的各位說聲謝謝。

　　包容我所有脾氣的爸媽、弟弟時俊、小狗延深和延誕、提議〈瘦身女孩〉企劃單元並將我打造成搞笑女藝人的金碩炫總監、給我機會並鼓勵我的徐秀珉總監、笑容可掬的金相美總監、企劃單元開播前拿出信用卡並告訴我：「想吃什麼就買來吃。」的李常德編劇、給我第二個人生的第二個爸爸李承允學長、無奈扮黑臉的李鐘勛學長、讓我明白汗水不會欺騙人的楊晟均教練、金德浩哥、MIC 娛樂公司的吳民赫代表、撒下〈全世界我最美〉的謊言的經紀人威得哥、像親姐姐般很有遠見的杜景雅記者、外表內在兼具的SPEED 成員正優、讓我知道自己也可以很性感的勇株哥、我最引以為傲的第 25 屆夥伴盛東哥、偉郡哥、鐘寧哥、起泳哥、榮吉哥、基利哥、知敏姐姐、怜喜姐姐、姬庚姐姐、恩善姐姐、寶拉姐姐、我人生的好榜樣朴成浩學長、全世界最善良的李源九學長、總是熱情擁抱我的梁相國學長、三不五時打電話問候我的柳根知學長、為我治療因肌肉鍛鍊時弄碎的牙齒，讓我能美麗微笑的徐政教及金南俊院長、我一輩子的好搭擋尚恩、歪嘴笑也魅力十足的吳啦 A 夢、為我禱告的卿美、善良的惠英、今日的南丁格爾珍雅姐姐、永遠挺我的世瑛、總是帶給我正面力量的恩植哥和金日晏總監、漂亮的慶恩姐姐、協助並為我加油的所有學長姐和學弟妹們、每當想放棄時，總是讓瘦身女孩權尾珍再次振作的觀眾朋友們、以及每天早上等待我更新部落格的所有粉絲們，真的非常謝謝各位！

　　沒有你們的話就沒有今天的權尾珍。

　　我會常懷感恩的心繼續加油，永遠愛你們。

CONTENTS

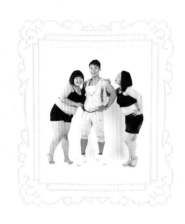

Oh My God!

我瘦了50公斤

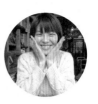

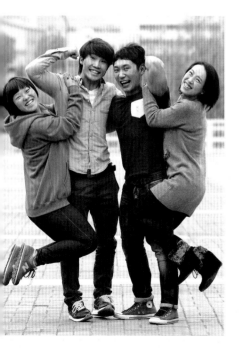

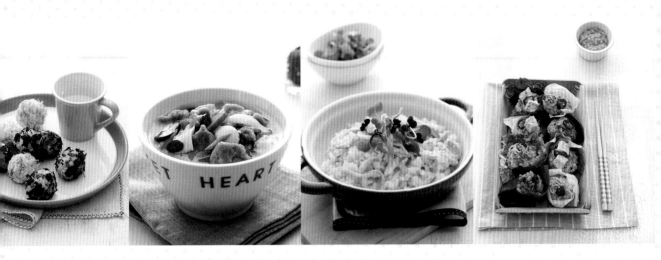

chapter 02
約會、看電視、洗澡都能做的
43招超Easy懶人瘦身操

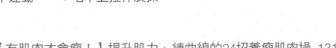

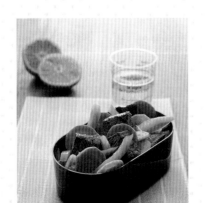

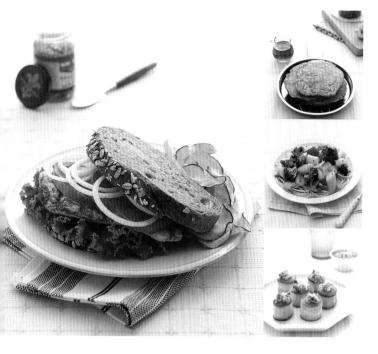

chapter 03
300kcal以內！
手殘女也會的50道越吃越瘦輕美人餐

要吃才會瘦！下廚是最好的減肥運動！ 148
【一個人吃也好幸福！】美味快瘦料理

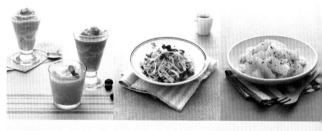

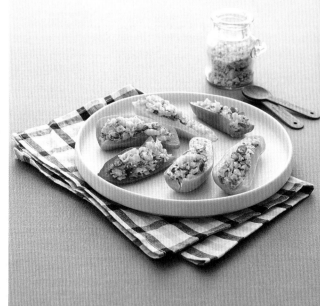

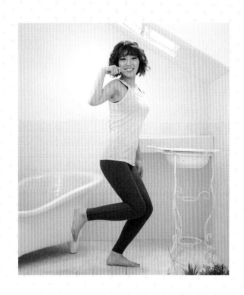

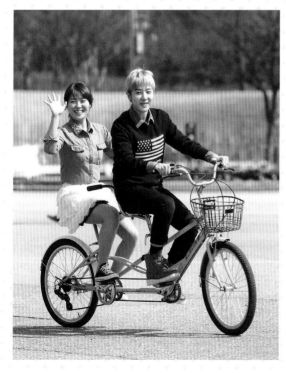

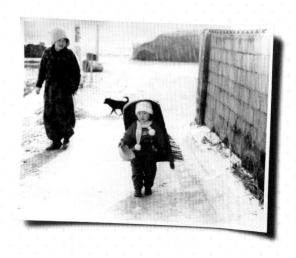

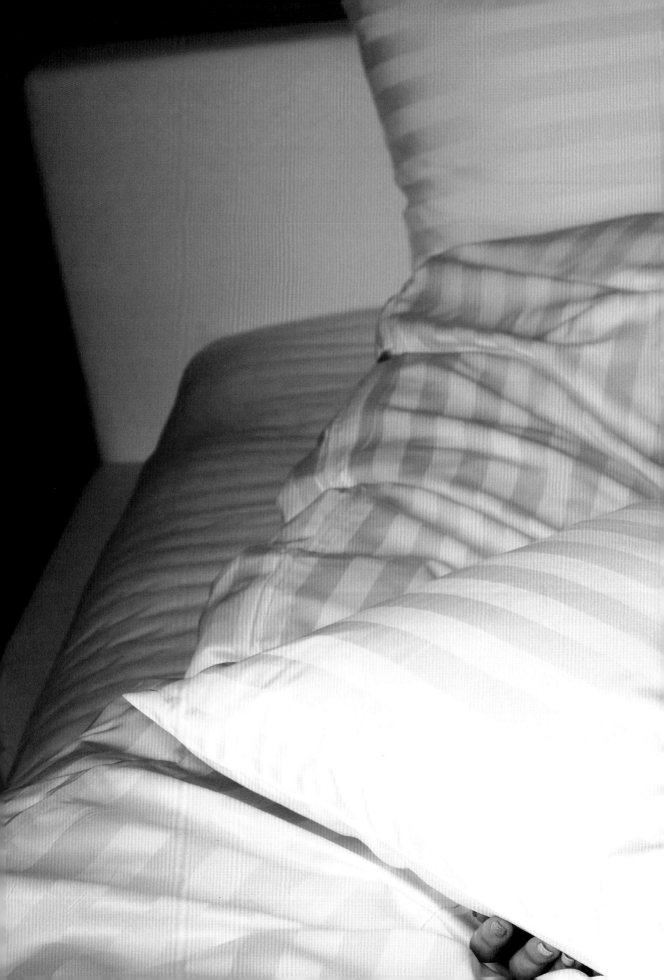

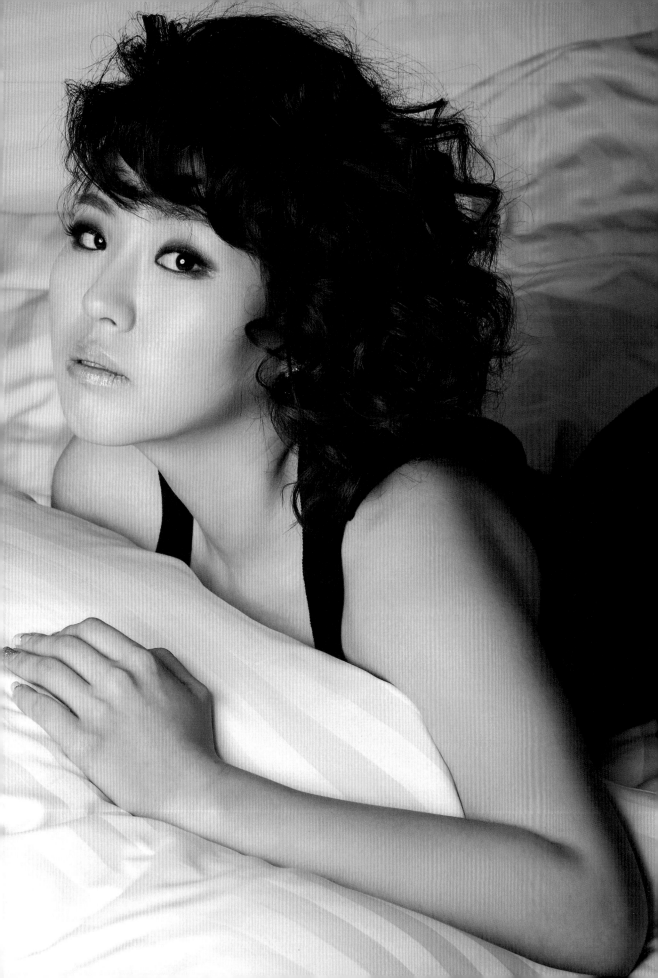

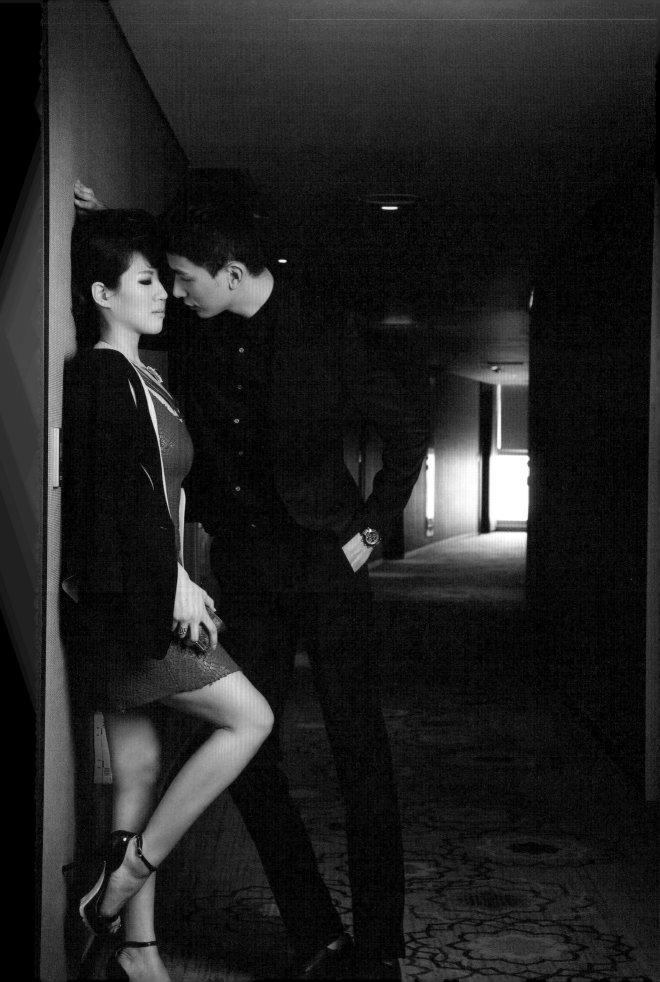

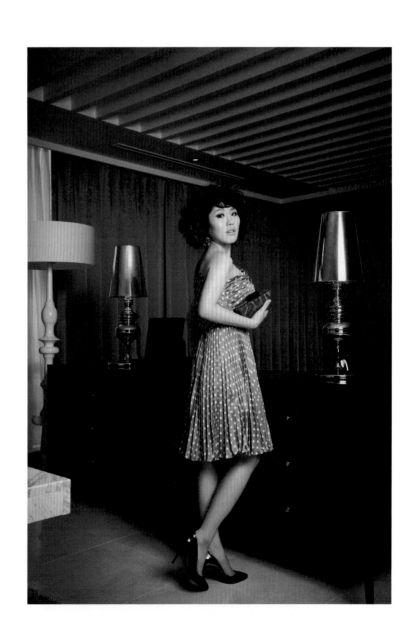

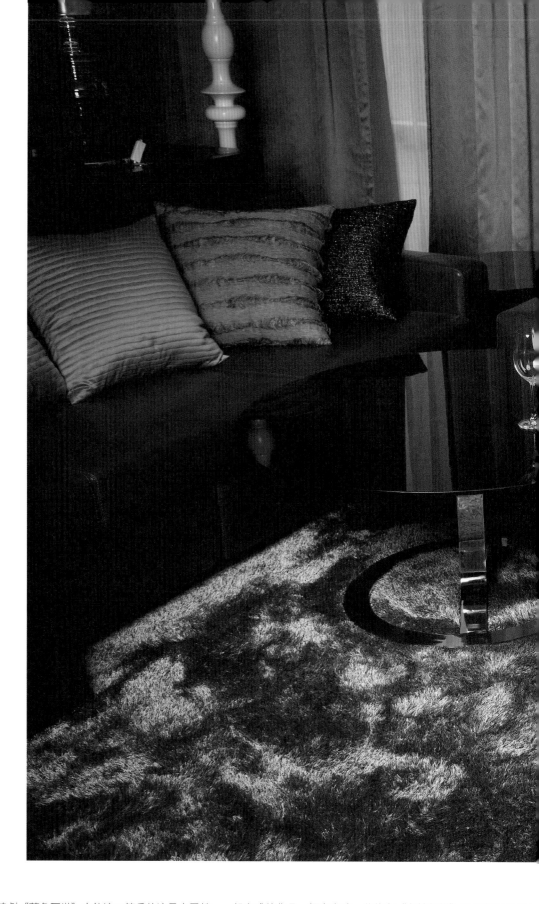

這是權尾珍與韓劇《藍色巨塔》中飾演二等兵的演員李勇株，一起完成的作品，極富意境，收錄在《女性朝鮮》2013年5月號中

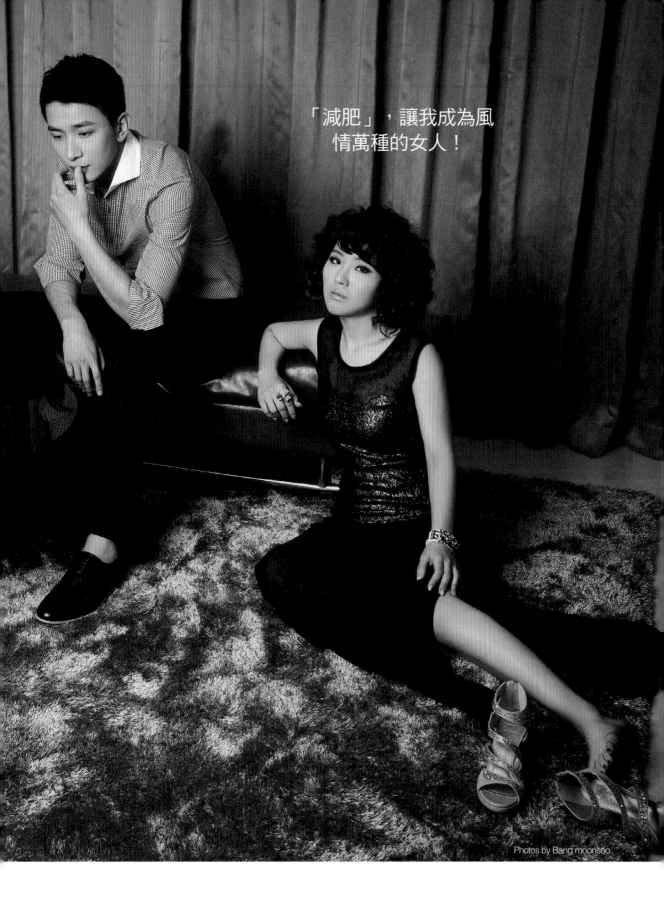

「減肥」，讓我成為風
情萬種的女人！

Photos by Bang moonsoo

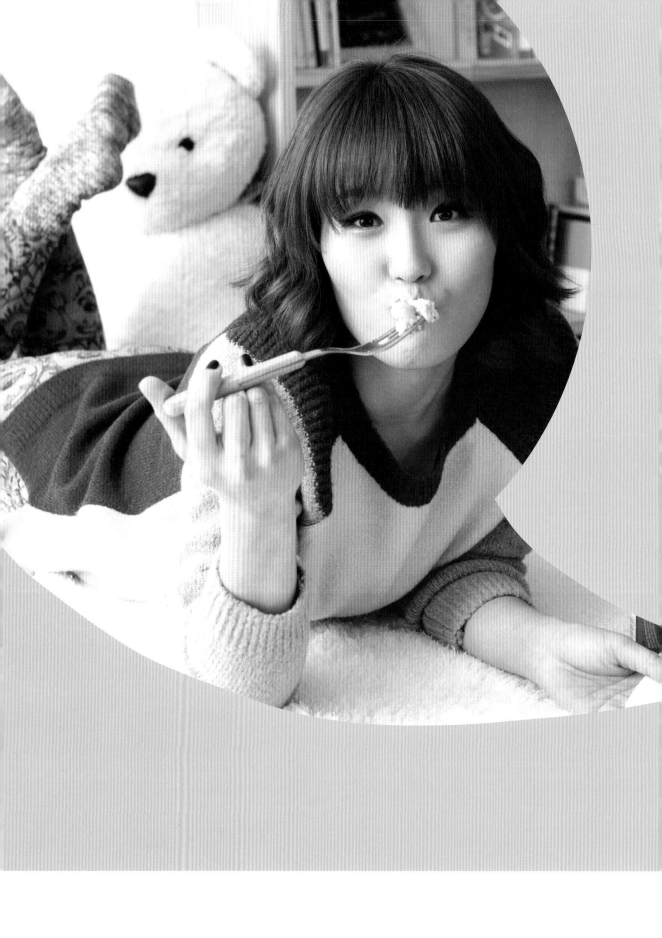

chapter **1**

沒抽脂、沒節食，更沒吃藥！
肉肉女變S號小姐的激瘦祕技大公開！

雖然我不是專業教練，卻真的從103瘦到51公斤，
因此，我比任何人都清楚減肥的痛苦及辛酸。
本章是我在減肥時悟出的道理及想與妳們分享的心得，
只要下定決心，絕沒有減不掉的肥肉！連我都能瘦下來，還有誰辦不到呢？

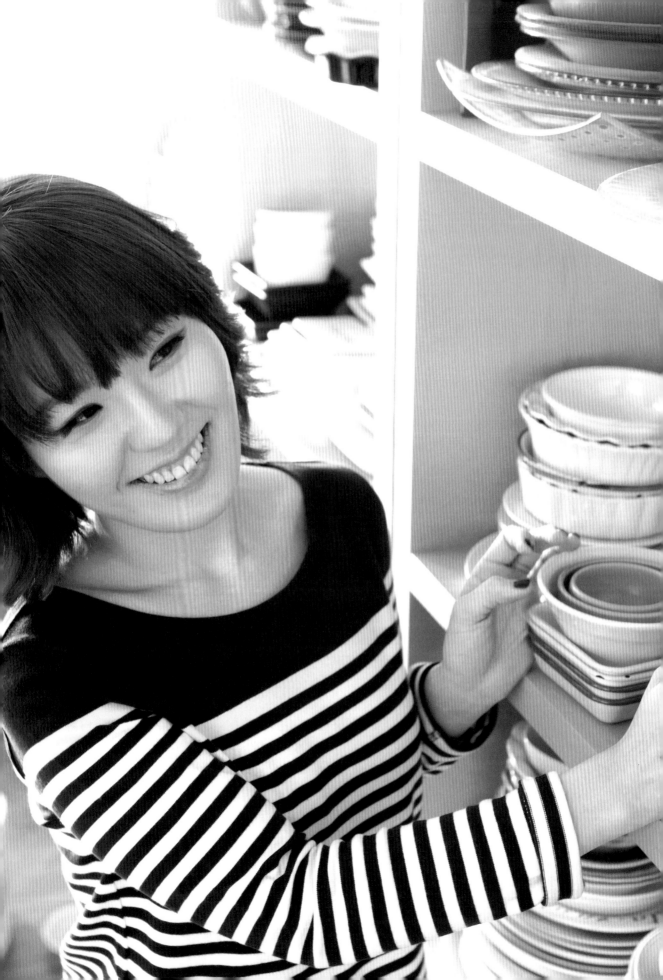

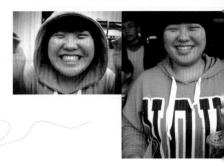

從小的綽號就是「豬」，
直到胖到呼吸困難，才決心要減肥

　　說真的，我對自己的身體真是太不負責任了。

　　身邊的人總是說我「妳長得很福態」、「很可愛」、「看起來很健康」、「瘦下來後，五官一定很美」、「長大就會抽高」等等，可是我不但不健康，長大後身材也沒有「縱向」發展，反而讓自己一路「橫向」胖到 100 公斤，哈哈哈！

　　我從出生到前年（2012 年）為止，一直都是肥嘟嘟的，所以「豬」的綽號也一路伴隨著我。我始終不能明白，那些因為「豬」這個綽號而大哭或生氣的朋友們的心情，因為這句話我從小聽到大，心情並不會特別惡劣，**甚至覺得與其叫我「尾珍」，不如叫我「豬」反而更恰當。**

　　因為我就是「胖」，所以不會特別感到不舒服或丟臉，當然，更不會覺得有壓力。只有在買衣服以及因腰圍尺寸超過規定而無法玩遊樂設施時，我才會感到有壓力，但是隨著時間過去，我馬上又會忘得一乾二淨。現在回想起來，似乎就是因為我的個性太積極樂觀，才會讓自己在「減肥」這件事上，變成旁觀者。

　　雖然大家總是說上大學後會變瘦，但是當我滿 20 歲後，體重卻足足多了 30 公斤。若問我這 30 公斤怎麼來的，我實在無話可說。俗話說：「發胖容易減肥難」，我並沒有特別努力，體重還是不斷地往上攀升。

一個人住的日子，「吃」成了我最大的興趣

　　高中畢業時，體重 75 公斤的我為了一圓成為搞笑女藝人的夢，便隻身前往首爾，展開劇場生活和廣播活動，同時也開始自理三餐，平常就算賴床也沒人會管我，漸漸地，便開始習慣叫外送或是吃速食取代在家煮飯的生活。

　　除此之外，喝酒應酬的機會也更加頻繁。因為個性隨和再加上總是笑臉迎人，我往往是全場的人氣王，所以一旦開始把酒言歡，第一攤結束便緊接著第二攤，玩到凌晨 4 點更是家常便飯的事，然後隔天又必須在上班時間前起床，因此睡眠相當不足。

　　由於徹夜喝酒和吃高熱量食物，早上起床經常因為胃脹氣而不吃早餐，但是之後如果肚子餓，我就會開始吃，別人在我旁邊吃東西時也跟著吃、發脾氣也吃、肚子很撐也吃、傷心時也吃、高興時也吃，把我的名字從「尾珍」改為「貪吃珍」也不為過。

想吃就吃，更討厭運動，胖到 97 公斤的我換來一身病

早餐？午餐？晚餐？我完全沒有這樣的飲食概念。只要肚子餓，想到什麼就吃什麼，並用「飢不擇食」、「吃飯皇帝大」等說詞來合理化自己的行為，然後不停地一吃再吃。週末或是宅在家的日子也是整天無所事事，別人說待在家最省錢，但我待在家反而更花錢，因為只要吃飯時間一到，絕對叫外送！

外送通常要點 2 人份以上才有外送服務，所以點漢堡一定是 2 份套餐，點韓式料理也是 2 種菜色。即使中國料理點一份就能外送，我卻總是抵擋不住糖醋肉的誘惑，甚至還會一併收下附贈的鍋貼。雖然我秉持著「不要一次吃完，一定要分兩餐吃」的心情點餐，但是，一口咬下的那一瞬間，最後仍舊將它們一掃而空。分兩餐？我一次也沒有做到過。

運動？說真的，「呼吸」就是我唯一的運動。別人或許會開玩笑地說「呼吸也是運動」，但是，「呼吸這件事本來就很累人，別人也和我一樣覺得呼吸很累，所以才會說呼吸也是運動。」我打從心底這麼認為。

我最常被問到的問題是「瘦下來後，最大的改變是什麼？」而我的答案始終如一。「原來呼吸是毫無感覺又輕而易舉的事？」我也是不久前才得知，原來呼吸可以如此輕鬆。

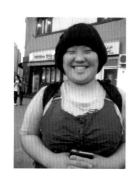

當所有女人都害怕蟲和妖魔鬼怪時，我害怕樓梯，及沒有電梯的建築物。〈搞笑演唱會〉的會議室在 5 樓卻沒有電梯可搭，所以我也從來不曾一口氣爬上 5 樓過。通常上班快遲到時，小跑步避免遲到才合乎常理，但我卻認為慢慢走然後被罵反而更好。因為對我而言，跑步是不存在的一件事。

捷運？絕對不搭。就算是只需要付基本車資的短程距離，我也絕對會搭計程車。如果計程車罷工？那對我來說真的會是相當大的的困擾啊！

當我的體重逐日上升到 97 公斤時，關節痛、消化不良、貧血所引起的暈眩症等疾病也開始找上門，但我卻認為人生只有一次，應該想吃就吃，想睡就睡，想玩就玩，唯有如此才叫幸福。現在想想，真是愚蠢……。

身體年齡從 55 變成 21 歲，比實際的我還年輕

每個人變胖的原因都不同，但是共通點只有一個，就是「混亂的生活作息」。我靠著成功減肥的奇蹟讓壽命延長了數十年，減肥前我的身體年齡是 55 歲，現在則是 21 歲，比我的實際年齡還要年輕。

減肥改變了我的面貌和身材，我的人生也與過去截然不同。以前聽到的是「妳要怎麼嫁出去呀？」現在則是「隨時可以嫁人了！」。原以為要維持肥胖身材度過一輩子的我，終於知道何謂理所當然，何謂小確幸了。儘管以前的我也相當幸福，可是現在的我則是以另一種全新感受繼續幸福下去。

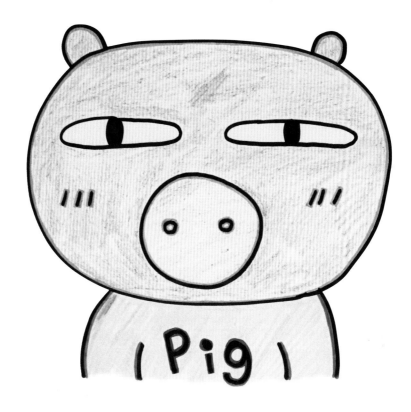

不論何時何地，
我的綽號永遠是
「豬」！

胖到肥肉卡住呼吸道，
我才下定決心，「一定要變瘦！」

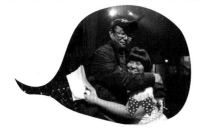

提出〈瘦身女孩〉企
劃單元的金碩炫總監

2010 年夏天，當時擔任〈搞笑演唱會〉節目總監的金碩炫總監，提出令我頗感興趣的新單元提案。

總監：「尾珍啊，其實妳還蠻漂亮的，假如妳胖到 100 公斤，我們就來做個減肥企劃
　　　　單元吧！」

尾珍：「真的嗎？」

總監：「嗯～當然是真的。」

那年秋天，我只是一如往常地過日子

尾珍：「總監，我胖到 100 公斤了。」

總監：「啥！」

尾珍：「怎麼了嗎？」

總監：「尾珍，其實我辭掉〈搞笑演唱會〉了耶……」

尾珍：「……」。

總監離開後，我也胖到 100 公斤了，可是我卻不覺得衝擊很大，就算再胖個 2 公斤也毫無感覺，完全不會造成任何問題。

因為太胖，肥肉卡住呼吸道而差點喪命

某一天，和學長姐一起躺著看〈搞笑演唱會〉，結果我差點就此離開人世。當時看到爆笑場面時，我忍不住哈哈大笑，**不料卻因為頸部的肥肉擠壓呼吸道，使得我無法正常呼吸。** 在旁受到驚嚇的學長姐趕緊拍打我的背並讓我喝水，搞得大家雞飛狗跳。

我差點就因為大笑造成的呼吸困難而一命嗚呼，不過，我事後不僅沒有察覺事情的嚴重性，隔天更在〈搞笑演唱會〉的會議室裡大聲嚷嚷著有笑話要分享，然後到處和人興奮地談論這件事，說自己差點因為肥肉壓到呼吸道而喪命。

大家聽了之後都微笑帶過，只有 2 個人嚴肅看待這件事，並為我感到擔心。那就是李鐘勛和李承允學長，他們說：「妳再這樣下去一定會出事。」於是便提出企劃〈瘦身女孩〉單元的提案，然後〈瘦身女孩〉就這樣誕生了。

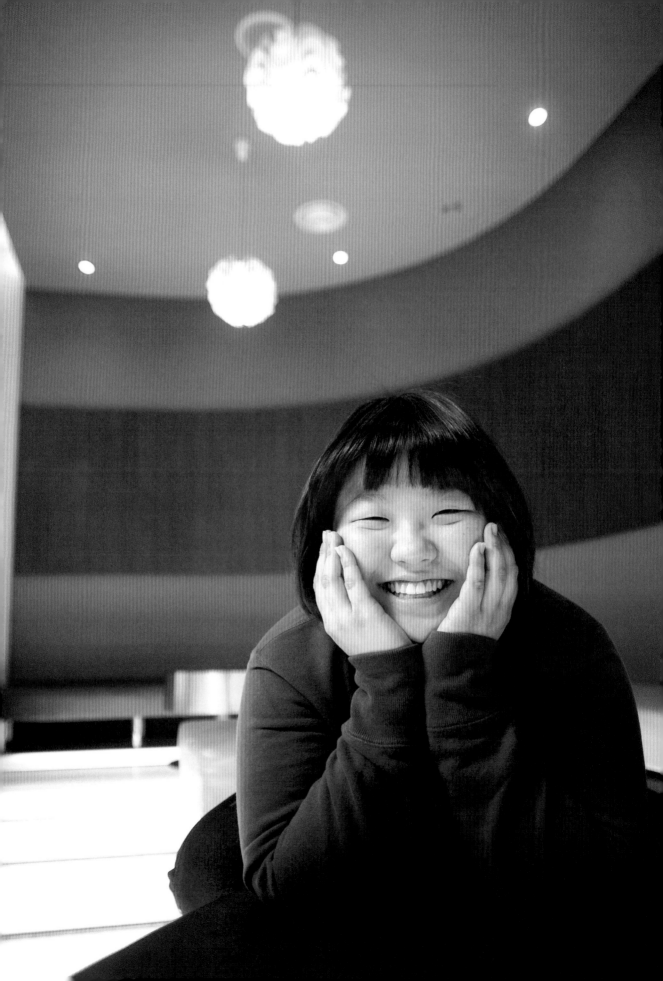

〈瘦身女孩〉錄影前一天，因為學長姐的一句話「從明天開始妳就不能隨心所欲吃想吃的東西了，所以今天晚上就盡情吃吧！」於是當天晚上我和姬庚姐姐便吃了各式各樣的食物。

首先吃了牛血解酒湯和石鍋拌飯，然後又走進隔壁餐廳吃煎餅和沾滿美乃滋的乾魷魚，接著搭計程車前往鄰近餐廳吃 2 人份的烤五花肉和冷麵，然後再搭計程車去吃烤大腸，最後還將冰淇淋、餅乾和披薩也吃下肚！

我們馬不停蹄地連續吃了將近 3 個小時，雖然肚子好像飽到快炸開，但學長姐口中説的「明天就不能吃自己想吃的食物」那句話猶如在耳，最後則是以起士蛋糕劃下完美句點。

也許有人會覺得「怎麼可能馬不停蹄地一直吃？」但是，那些食物的確是我當天的晚餐。**然後隔天錄影時，原以為 100 公斤的體重竟已飆升到 103 公斤。**

因為觀眾的鼓勵，成功變為 S 號小姐

2011 年 7 月 7 日，這天是我人生中第一次「運動」的日子，高度肥胖的我無法跑步，可以做的運動也少之又少，身體就如同我的內心一樣，難以駕馭。剛開始光是走路就讓我汗如雨下，每次肌肉鍛鍊時，天知道我有多渴望聽見教練説：「最後一下。」我想就算有花美男向我告白，也絕對不會比運動時聽見「最後一下」更令我感到激動與開心。

節目播出的當週週日，我內心其實很擔心，在電視上看見一個肥胖至極的女人，穿著拉到最上面的熱褲走出來，並秀出像氣球一樣大的肚子，觀眾們不會破口大罵嗎？沒想到卻意外得到許多鼓勵的話，擔心根本是多餘的。

我的瘦身目標是 55 公斤，所以還有 48 公斤得減掉，心態從「做得到嗎？」轉變為「我做得到！」然後 103 公斤的尾珍，人生大躍進就此展開。**雖然當時站在起點的我相當臃腫，但是終點的我卻成功變成窈窕的「瘦身女孩」了。**

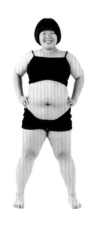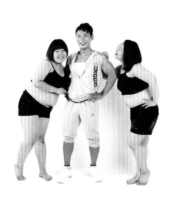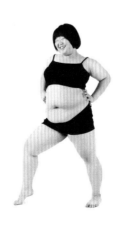

〈瘦身女孩〉單元錄影前，也就是拍攝 before 照片當天，我露出圓滾滾的肚皮，竟然一點也不覺得丟臉；甚至還說「這些是拍得最苗條的」照片，所以我才選的。

就算天翻地覆，
我也絕對不會
再胖回 103 公斤！！

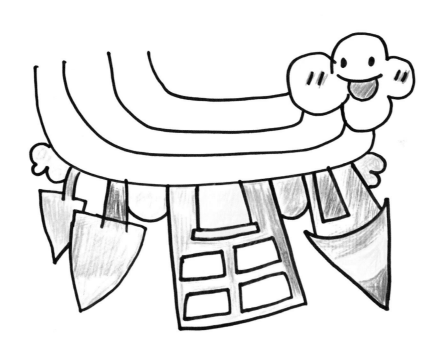

變瘦後，第一次看見鎖骨時，我興奮到整夜都睡不著！

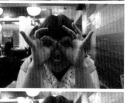

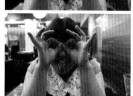

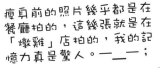

瘦身前的照片幾乎都是在餐廳拍的，這幾張就是在「燉雞」店拍的，我的記憶力真是驚人。一_一;

看到鎖骨、自己剪腳指甲，瘦身後發生好多第一次

現在，我最常被問到「減肥成功後，有什麼改變？」的問題。原以為超乎想像的事物會有所改變，其實只是變成平凡女子和普通人罷了。因為在過去，許多事情對他人而言是理所當然，但對我而言卻是不可能的事。

以前體重 103 公斤的我沒辦法坐著翹腳，但現在的我可以了；以前只要蹲坐下來，整個就會人往後倒下去，但現在的我可以了；以前因為找不到血管，即使生病也無法打針吊點滴，但現在的我可以了。

現在搭大眾交通工具時，可以只坐一個位子，不造成其他乘客的困擾；以前刷牙時，嘴裡流出來的牙膏都會滴在肚子上，但現在則是滴在胸口上；以前的我站著低頭看不到自己的腳指頭，但現在的我可以了。

現在去汗蒸幕不用再穿男性的藍色衣服，可以穿上女性專用的粉紅色桑拿服；以前的我買衣服只能挑尺寸，但現在的我可以挑款式了；以前的我是圓形大餅臉，但現在的我有 V 型臉蛋；以前去買衣服是不受店員歡迎的客人，但現在會聽見店員對我說「歡迎試穿。」以前總被別人說像洪金寶，但現在則是像全孝盛或佳人這樣的女子偶像。

以前覺得明明天氣就不冷，卻偏要在飄著細雨的夏天穿著開襟羊毛衫外出的女孩們太做作，但現在的我也能感受到那股涼意。以前託體脂肪的福，我根本不需要買羽絨衣，但現在的我可以了，走在路上只要看見喜歡的衣服就可以立刻買回家。

以前因為肚子上的肥肉而無法自己剪腳趾甲，但現在的我可以了；現在可以買自己喜歡且符合年紀的內衣款式；以前沒有合適的腰帶只能用封箱膠帶層層纏繞，但現在的我可以繫腰帶了；以前腰圍超過 38 吋以上就無法玩的遊樂設施，現在的我也可以玩了。

就像這樣，發生了許多普通但對我而言簡直是奇蹟般的事情。另外，**我也總算見到原本被肥肉掩埋的鎖骨、腳踝骨、膝蓋骨和鼻骨等骨頭**，每當我與骨頭們相見時，總會發生一些趣事，其中最令我印象深刻的莫過於「鎖骨與我相逢」的那一天了。

25 年來從沒看過的鎖骨，居然出現了！

當我晚上運動完畢，回家洗澡時，發現自己身上長出奇怪的東西，因為減肥的緣故，當時整個人處於相當敏感的狀態，我看見它的那一瞬間，突然全身開始疼痛，甚至覺得自己發燒了。如果告訴媽媽，她一定會擔心我；那應該去急診室嗎？但我又擔心會傳出什麼奇怪的謠言，苦惱了一會兒後，我決定打電話給承允學長。

「學長，我身上長出奇怪的東西。」竟然有人在凌晨 2 點打電話說自己身上長出怪東西！學長用飽受驚嚇的聲音告訴我先冷靜下來，然後要我仔細說明到底發生什麼事，於是我深呼吸後開始娓娓道來。

「我……，脖子下面的骨頭突出來了。」本來很認真聽我說話的承允學長突然大吼：「喂～！！那不是鎖骨嗎！」

我並非不知道這是「鎖骨」，只是它竟然會出現在我身上！**我從來沒有想過，畢竟這是我 25 年來，第一次見到鎖骨，以至於當下的我根本無法意識到那就是鎖骨的事實。**我永遠不會忘記，那個彷彿要用手將纖細鎖骨摸平，直到進入夢鄉的夜晚。

比起能做什麼特殊又了不起的大事，現在的我才正要開始體驗任何人都能做的平凡事。啊，我好幸福喔！

第一次翹腳的日子

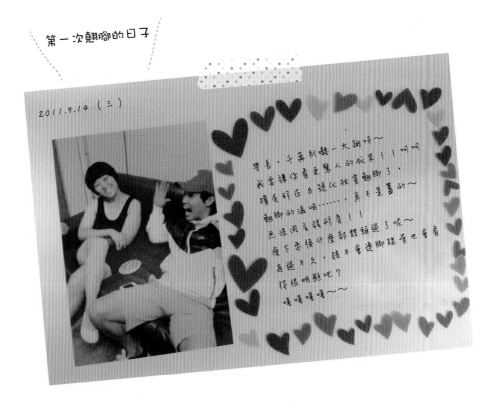

2011.9.14（三）

學長，千萬別嚇一大跳唷～
我要讓你看更驚人的成果！！啊啊
讓屁股坐在 8 號化妝室翹腳了。
翹腳的滋味……，真不是蓋的～
無法用言語說好者！！
瘦下來後什麼都體驗過遍了呢～
再過不久，該不會連腳踝骨也看得很明顯吧？
嘻嘻嘻嘻～～

絕對別相信快速減重！
瘦得越快，復胖越快

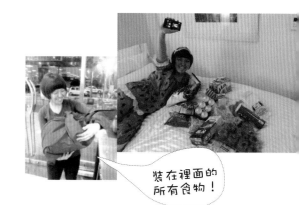

裝在裡面的所有食物！

〈瘦身女孩〉結束後的那個週末，我前往釜山進行為期 3 天 2 夜的旅行。最後播出時，體重計顯示的體重是 58.5 公斤，由於下週開始不用再量體重，我便肆無忌憚地大吃特吃。除了冷菜豬腳、甜紅豆粥、盲鰻、烤蛤、堅果黑糖餅、涼拌粉絲、小麥冷麵、油豆腐包、蔥餅、生魚片等美食，我甚至還將在超市買的所有食物用外套包得像小嬰兒一樣，抱著它們潛入不能將外食帶入房間的飯店內。我儼然成為食神，最後甚至連不是釜山名產的漢堡也進了我的五臟廟。

我吃進幾億的卡路里後，終於結束這趟 3 天 2 夜的旅程，**回家量體重才發現胖了 9.5 公斤，總重量來到 68 公斤！**我無法告訴任何人，面對這宛如謊言般的事實，我只能反覆地在體重計上秤了又秤，完全難以置信。

週末的旅行結束後我回到節目上，雖然每個人你一言我一語地說著：「溜溜球效應找上妳了厚！」、「又變胖了？」，我則大聲地否認到底，並用「臉部水腫」和「衣服讓人顯胖」等說詞來回應他們。

最殘酷的是，穿婚紗錄影的日子偏偏比平常要來得快。旅行前才試穿過的婚紗，此時拉鍊卻拉不上來，情急之下只好先在裡面穿上無袖 T 恤，然後再用別針固定才進行錄影。雖然很擔心觀眾會發現我比上週最後一次量體重時要胖，但當我懷著忐忑不安的心情穿著婚紗亮相時，竟然沒人察覺我變胖的事實，很驚險地逃過一劫。

即使〈瘦身女孩〉單元已經播畢，與瘦身相關的工作不斷找上我，我還是得重新減肥。不論是運動還是飲食控制，獨自一人奮鬥對我而言真的太艱難了，於是我在網路上搜尋短期減肥，因而認識了「丹麥減肥法」。

為期 2 週的減肥菜單，每天飲食都在 1000 大卡內，我卻實行 3 天就失敗。即使這 3 天瘦了 3 公斤，但是，失敗後我只不過正常吃了一餐，體重又變回 68 公斤。

因此我決定挑戰「中藥減肥法」。雖然花費相當驚人，但聽說瘦得很快，於是毫不猶豫的嘗試了。一天兩天過去了，第三天起我全身發軟，內心感到不安的同時，也發現自己的身體變得相當無力，最後終於病倒了。更殘酷的是，體重反而從 68 公斤往上攀升了 1 公斤。當時我站上體重計看了數字後只說了一句話：「天哪～」

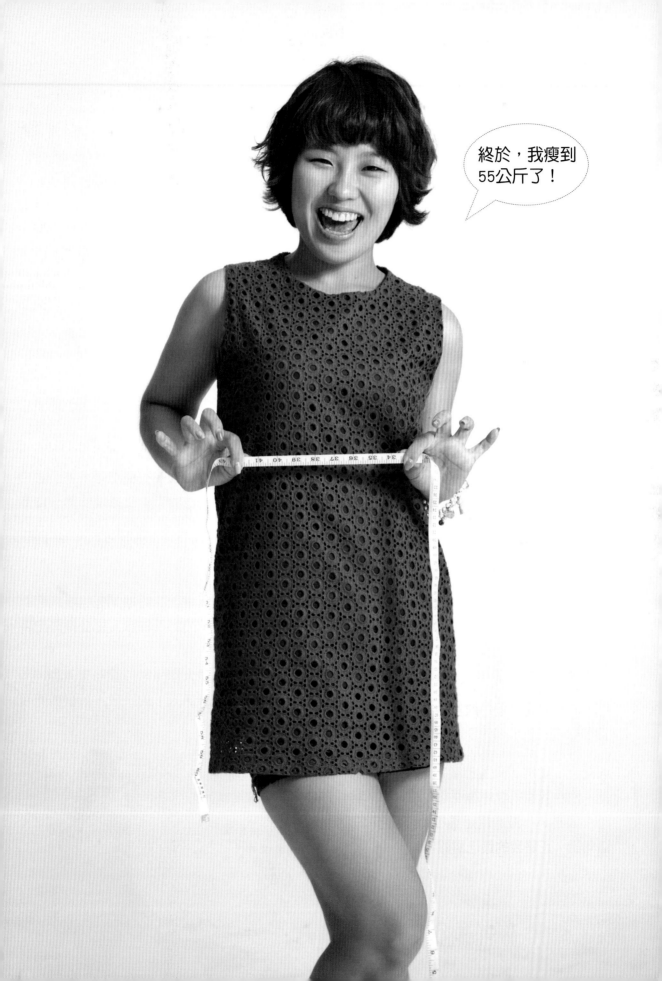

越快減掉的體重，越容易胖回來

接下來挑戰的是「吃肉減肥法」。因為我超愛吃肉，所以相信會進行得很順利。光吃肉就可以瘦身！當然是無條件接受啊！於是抱持著這是為我「量身打造」的想法開始減肥。

殊不知，連這次也是曇花一現。幾天後我的皮膚變得乾燥，臉上還冒出疹子，最後我甚至厭惡起原本深愛的烤肉，最後終究以失敗收場。

妄想著能短期減肥成功的同時，我突然意識到這反而會毀掉自己的健康，再看看只吃一餐就增加的體重，我領悟到「人不吃就活不下去」的道理。雖然一定有人藉由短期減肥的方法成功瘦下來，但勢必也有許多人像我一樣實行幾天就碰壁，隨即面臨復胖的窘境。在進行短期減肥的過程中，我也嚐過失敗的滋味，**到頭來只得到「越容易減掉的體重，越容易失而復得」的教訓。**

此後我找回初衷，靠著運動和正常飲食，讓體重從 68 公斤降到 51.5 公斤，歷時一年健康地甩掉 16 公斤，現在的體重是 103 公斤的一半。

即使我某天放肆大吃，體重也不會改變；沒有每天運動，體重也不會回到從前的數值，這都得感謝規律運動及飲食控制的瘦身法，成功塑造出我今日的體態。除此之外，儘管我瘦了 50 公斤以上，身上的肉也沒有下垂。所有人對此都感到相當神奇，連我也不例外。

許多像我這樣大幅瘦下來的人因為不想看見身上鬆弛的肉，連短袖都無法穿，甚至說出「倒不如再變胖會更好」的話，我則是穿上無袖 T 恤和熱褲，迎接成功瘦身後的第一個夏天。我敢大聲地說，這是努力不懈所造就出的奇蹟成果。

不吃藥、不抽脂，減肥就是最棒的整型手術

有人問我：「妳怎麼知道自己健不健康？」說不定身體狀況會因為短期減肥的緣故而亮起紅燈。然而，瘦到 51.5 公斤的我不久前參加 KBS〈維他命〉的節目錄影，由於是減肥特輯，所以只有年輕藝人參與演出。

我內心難免擔心，「我該不會是結果最糟的那個人吧？畢竟大家平常都很勤奮運動，而且也相當注重健康管理。」最後我卻戰勝這些擔憂，贏得「健康達人」的殊榮，讓醫生們嘖嘖稱奇。

從此，我領悟到「天下沒有白吃的午餐」這句話也可套用在減肥上，並將「一生都要用吃正餐來瘦身」當作自己的減肥座右銘。別在我面前提老臉或是皮膚鬆弛，我更不知道何謂溜溜球效應！因為，**「減肥就是最棒的整型手術」這句話，正是我的最佳寫照。**

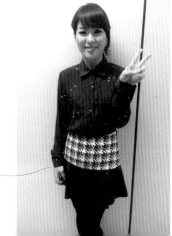

〈維他命〉錄影當天，我擊敗其他競爭對手，登上「健康達人」的第一名寶座。

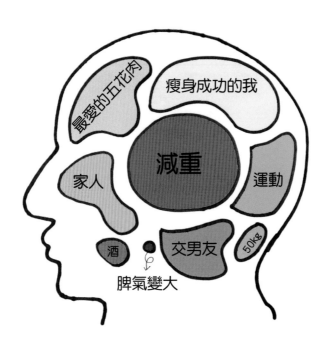

此時65公斤的尾珍，
原來大腦是這樣想的，
呵呵！

減肥絕不能「餓肚子」，要吃才會瘦！

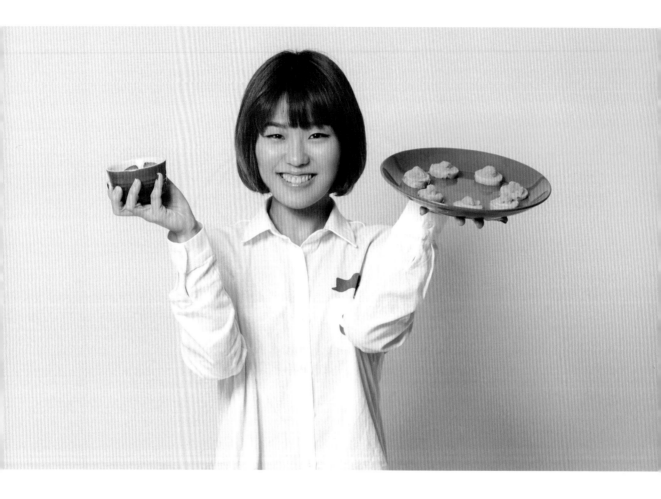

　　提到減肥，多數人都認為一定得餓肚子。餓肚子當然會瘦，但是你能夠餓幾天呢？這樣做只會讓健康每況愈下，而且餓個幾天後，萬一又碰上生理期，勢必會用暴飲暴食來消除這段時間所累積的壓力。我敢非常有自信地說：「要吃才會瘦。」

　　若用字典查「減肥（diet）」的解釋，會得到「為避免體重增加而限制進食量」的結果。減肥是為了降低體內多餘的體脂肪而控制食量，千萬別傻傻地讓自己餓肚子！這是行不通的。我之所以會這麼說，是因為我也經歷過無數次的試驗與錯誤。

　　開始減肥後，我在第一週就瘦了 12 公斤，受到極大的關注。因為這樣，我想瘦得更快、瘦得更多。雖然學長姐曾告訴我，**不吃東西的減肥法無法持久，而且會變得更不容易瘦下來，飲食要正常才瘦得快**，但是這些話對我而言只是耳邊風罷了。

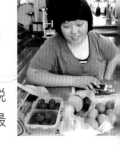

千萬不可以餓肚子！
絕對不行。

　　我完全無視於學長姐的話，只要他們問我「吃飽了嗎？」我總是騙他們説「吃飽了」。通常減肥的人要吃得比一般人更講究，但不在乎這個説法的我，最後換來生病的下場。由於身體沒有任何能量，導致我無法運動，更瘦不下來。

　　從隔天開始，我必須在學長姐面前吃飯，若無法在他們面前吃飯，則必須拍下食物的照片或是影像，再傳送給他們。這時我才恍然大悟，原來含著淚水嚥下的每一口飯是這樣的滋味。吃飯時我用眼淚和鼻水代替鹽巴調味，多麼哀傷呀！

過度節食，連手臂都失去知覺了！

　　另外，這是我第一次分享的小故事。事實上，減肥期間我的手曾經麻痺沒有知覺。

　　當我 69.9 公斤時，體重的十位數變成 6 開頭後就再也瘦不下來，減肥停滯期終究來了。我每週都要對外公開一次自己的體重，但它竟然毫無動靜，我開始變得心浮氣躁，連減肥的動力也消失殆盡。於是我再次將之前餓肚子餓到生病的慘痛經驗忘得一乾二淨，又開始謊稱自己吃飽但根本什麼都沒吃的行為，甚至冒出「就算沒吃東西也要試著瘦看看」的愚蠢想法。

　　事實上，沒吃東西並沒有讓我瘦下來，但我還是堅決不吃。到了那一週錄影的當天，有近千名的觀眾坐在現場。當天單元中安排的運動項目是伸出雙臂後，坐下再起立的反覆動作，但我的左手臂突然感到一陣麻痺，手指頭也開始扭曲。當時我相當慌張害怕，可是身為新人的我不能 NG。

　　我沒有信心能為後果負責，只好將左手臂藏在背後繼續錄影。雖然平安無事地結束錄影，但走下舞台後，我被學長姐狠狠教訓了一頓。手之所以會麻痺是因為體內缺乏鎂，也就是説「沒・吃・東・西」。憂鬱、不安感、眼皮一直跳、偏頭痛和瘦不下來等原因，也是因為體內缺乏鎂，

　　我後來才知道，原來「體內若缺乏鎂，就會發胖」的驚人事實。這不但會促使低密度膽固醇和中性脂肪生成，更會抑制高密度膽固醇產生，當體內無法燃燒脂肪酸時就會變胖，我的天哪！！

　　為了矯正自己錯誤的減肥方式，我用富含鎂的杏仁、牛奶、魚、豆類、菠菜等食材擬定了當週的菜單。後來恢復正常飲食和定時運動，麻痺症狀和減肥停滯期很快就離我而去了。**我敢拍胸脯保證，「餓肚子」絕對不可能瘦下來！這招並不會讓肥肉消失地無影無蹤，反而會讓人意志消沉，健康每況愈下。因此千萬不可以餓肚子！**

　　當然也絕對沒有什麼減肥期間不能吃的食物！不論是什麼食物，只要適量攝取就能有效瘦身。過度極端的減肥手段也許是能變瘦的一條捷徑，但是千萬別忘記，它也可能成為上天堂的另一條捷徑。切記，要吃才會瘦！

傳誹聞、被説長得像佳人，瘦下來後，人生開始逆轉了！

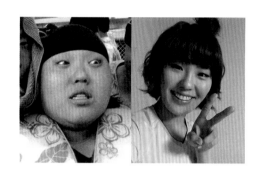

　　103 公斤的我和現在瘦了一大圈的我，很明顯是同一個人沒錯，但卻過著截然不同的人生。減肥改變了我的面貌和身材，甚至，連我的人生也被改造了。下面就是變化最大的幾個例子，説真的，我到現在還不敢相信呢！嘻嘻～

❶ 收到夜店宣傳單

　　體重 103 公斤時，我和姐姐們一起去了夜店。服務生要我們將包包交由他保管，接著我們就座並點了下酒菜和酒，突然間，服務生抓起姐姐們的手並將她們帶到別桌去，獨留我一個人在座位上，然後就這樣過了數小時。

　　雖然我很想回家，但是包包被拿去寄放，只好孤伶伶地坐在位子上。這時，一位男服務生向我走來，我內心其實相當期待。

　　「喔？難不成他要帶我去認識別桌的男人？」不過，這一切都只是我的錯覺。服務生只問我；「和妳一起來的其他人去哪裡了？」。

　　以前走在路上也不會有人發夜店宣傳單給我，人們會發給我的只有食物和宗教宣傳單而已。雖然瘦身後的我還沒去過夜店，但現在我可是會拿到夜店宣傳單的女人了！

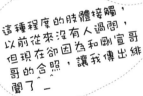

❷ 居然開始傳緋聞了

結束〈瘦身女孩〉的拍攝後，時間來到 12 月 24 日聖誕夜。一大早就有接不完的電話，太驚人了！我憑什麼呢？原因來自於我上傳的一張照片。

在我生活的團體裡，身為老么的我總是一人獨得大家的厚愛，和哥哥們臉碰臉或是相擁而拍的照片更是多得不像話，而我只是以相同的心情上傳一張和剛宣哥哥的合照，大家卻誤以為我瘦身後交了一個籃球選手男朋友。

哈哈，103 公斤時和哥哥們一起拍的照片更有看頭、更親密，多到數不清！當時沒有任何人感興趣，身邊的人都這麼說：「為什麼李孝利的緋聞 3 天就傳完了，妳的卻顯示在首頁上超過一星期？」似乎所有人都覺得很神奇。現在的我是會和男人傳緋聞的女人了。

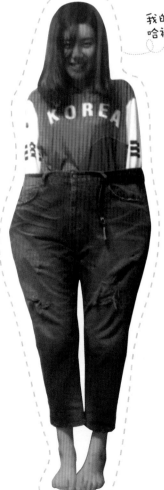

我的緊身褲是張度妍學姐的嘻哈褲 XD～

這種程度的肢體接觸，以前從來沒有人過問，但現在卻因為和剛宣哥哥的合照，讓我傳出緋聞了。

❸ 不用穿大尺碼衣服了！

103 公斤時，只要去服飾店買衣服，我總是不被店員歡迎。即便是大尺寸的衣服，對一般女性而言才是大尺寸，對我來說，也還是穿不下。

事實上，我根本沒想過要走進女性服飾店，應該說不可能。就算去男性服飾店，我也不挑款式，一律買最大尺寸的衣服，只有去大尺碼服飾店才買得到適合我的衣服，我至今還會收到大尺碼服飾店傳給我的「新貨到」簡訊呢，哈哈！

可是現在只要走進服飾店，我也是倍受歡迎的客人。儘管我知道那是為了慫恿我買衣服的女店員們禮貌性的客套話，心情依舊很好。現在我仍能一字不漏地想起第一次聽到的客套話和女店員的聲音，「哦，小姐～妳那麼瘦怎麼會擔心穿不下呢？妳真是奇怪耶，這樣算苗條了啦！」

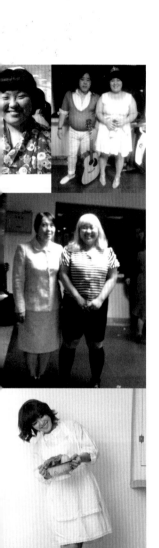

所以最近我陶醉在買衣服的樂趣裡，以至於荷包總是空空如也，我現在也是走在路上便能秒殺衣服的女人了。

❹ 被別人說長得像偶像歌手

103 公斤時，大家都說我很像歌手鄭源官、鄭亨敦前輩和洪金寶，也曾聽過「爸爸與兒子」（註：〈搞笑演唱會〉中的一個企劃單元）裡的金秀榮哥和我就像雙胞胎的話，就連我自己也覺得相似到無從否認。（編按：上述藝人皆外型較胖，因此作者才會被說和他們相似。）

當體重變成 7 開頭時，聽見別人說我像 Miss A 的 Min，變成 6 開頭時，別人說我像 Brown Eyed Girls 的佳人，變成 5 開頭時，甚至聽見有人說我和 Secret 的全孝盛宛如複製人。

她們這幾位比我更美麗的事實我當然也心知肚明，不過，最重要的是，權尾珍的明星臉從男人變成女人了，**現在的我會被稱讚長得像偶像歌手了。**

❺ 開始被當成女人看了

我現在仍保有一些過去的習慣，舉例來說，以前更換飲水機上方的桶裝水對我來說是家常便飯的事，但是最近我卻常聽見別人對我說「這不是女人該做的事」，不讓我插手。

以前只要見到熟識的異性朋友，我們都會互相擁抱打招呼，不同於以往的是，以前沒人會噓寒問暖，現在則是每人一句「最近在幹嘛？」

除此之外，不知道從何時開始，當異性朋友的女朋友們知道男友和我在一起時，她們也會莫名擔心和吃醋。

以前就算搭對方的車或是他們來我家玩，這些和我關係親密的男性朋友們的女朋友們，從來都不曾擔心過，但是最近卻有情侶因為我而吵架。哈哈，我現在是會讓情侶打翻醋罈子大吵的女人了。

現在的我可是「減肥就是最棒的整形」這句話的最佳活招牌！

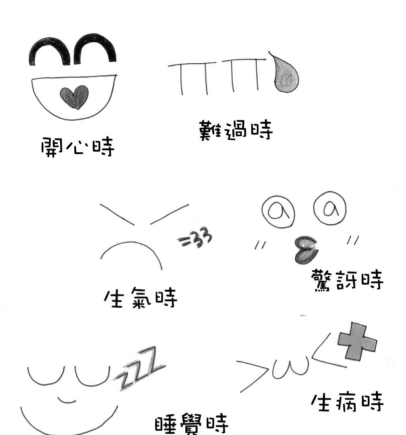

開心時　難過時

生氣時　驚訝時

睡覺時　生病時

最近的我腦海中都是「減肥」！
令人難以置信的變化，
我真的是權尾珍嗎？

沒有減不掉的體重！
流下的汗水，絕不會背叛你！

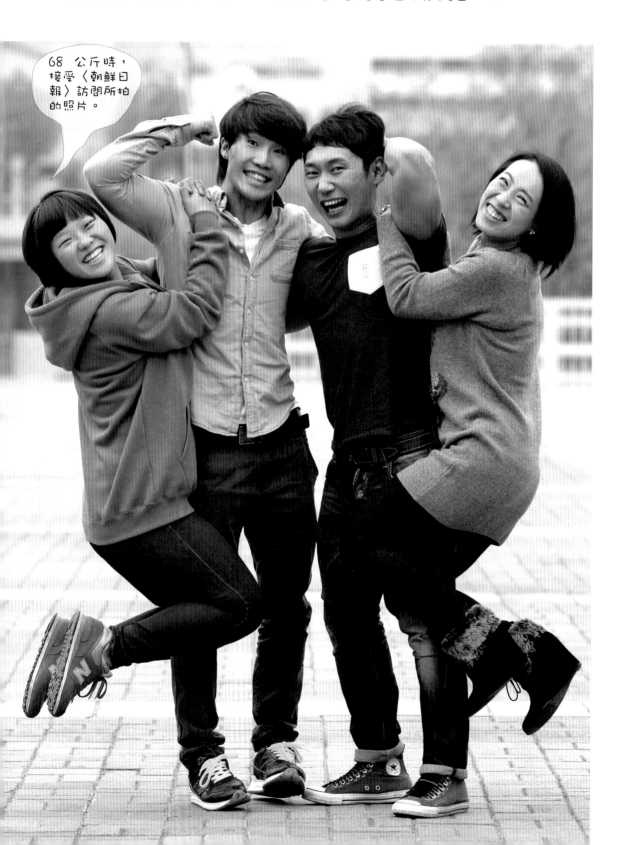

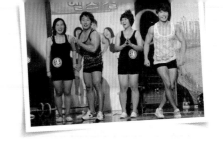

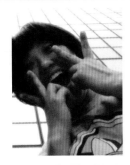

呀～～！
成功登上 63 大廈
的日子

　　每週在觀眾面前公開體重，是〈瘦身女孩〉企劃單元的進行方式，假如體重沒有減少，就必須接受處罰。

　　在地鐵行 1000 個大禮、連續搭自由落體設施 10 次、從捷運階梯的最下面背 100 個人走到最上面、用兩輪人力車載 100 名就讀學校位於山坡上的女學生上學、中秋連假時在身上綁桶裝水登山、背姬庚姐姐爬南山等許多處罰我都體驗過了。

　　其中最令我印象深刻的是第一次接受的「爬 63 大廈」處罰。鐘勛學長必須代替減重失敗的姬庚姐姐走樓梯登上 63 大廈，再走樓梯下來，由於還需要一個人協助拍攝受罰的認證影片，因此最後決定由承允學長擔任這個角色。看到 63 層樓，我除了倒抽一口氣外，說不出任何話。

　　因為討厭樓梯，我從來不搭公車或捷運；〈搞笑演唱會〉的練習室位於沒有電梯的 5 樓，但我卻從來不曾一鼓作氣地走上去；上班時因為害怕走去 3 樓的洗手間而憋尿，甚至為了減少跑洗手間的次數，我連水也不太喝。但是這次我想挑戰看看，所以特地拜託學長們讓我一起完成這項處罰。

討厭爬樓梯的我，居然成功爬到63樓了！

　　我們一行人抵達 63 大廈後，當我抬頭仰望 63 大廈的那一瞬間，我對說出「願意一起爬樓梯」的自己感到有些怨恨。負責人告訴我們，無法中途放棄，如果沒有信心做到，請就此打住。就連學長們也說不可能辦到，要我放棄。

　　我因為凡事愛唱反調的心態作祟，以及負責人一句「假如要放棄就別挑戰」的話激起我的挑戰鬥志，我開始爬樓梯了。一層一層往上爬的我轉眼間就成功登上最高處，我對原本連 2 樓都爬不上的自己感到相當驚訝，正當眼淚不停落下時，我意識到處罰尚未結束。

　　我的雙腳頻頻顫抖，壓根沒想到下樓反而更累人。不過，最後仍然挑戰成功。雖然隔天我的肌肉非常痠痛，不過也成功地將肥肉甩掉，**並使我領悟到「流下的汗水絕不會背叛我」的事實。**沒有不可能！往往不是我們做不到，而是不去做罷了。

下雨天也不放棄運動！
為了減肥，我就是這麼拚！

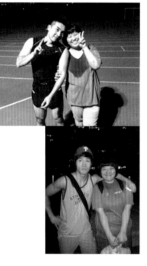

我的故鄉在榮州，那是一個純樸的小鎮，所以才有這樣的我，哈哈。KTX（註：韓國的高鐵）行經榮州站並不會停車，以至於我沒有機會搭 KTX。

開始錄製〈瘦身女孩〉後的第一週，某人給了我一張前往天安站的 KTX 車票，我開心地以為這是慰勞我這週如此辛苦而獻上的禮物，我不由自主地哼起歌來。

網路搜尋天安的景點後，發現車票上寫的抵達地點是該處的溫泉勝地，太棒了！或許是想讓我藉著泡溫泉，一掃這週以來所累積的疲勞才精心規劃這趟旅程，內心這樣猜想的我興奮極了。

雖然辛苦，運動卻一定會帶來好結果

抵達天安後，健身教練前來迎接我，當時的我仍相信他是要和我一起共度愉快的溫泉之旅。但是，他竟然要我換衣服並穿上運動鞋，再跟他去一個地方，等待我們的場所並不是溫泉，而是空曠的天安市民運動場。

雖然教練是一番好意，希望讓我在週末也能在空氣好的場所體驗不同的運動方式，但當時的我卻不這麼認為。

當我感到失望透頂又哭笑不得之際，老天爺也決定站在我這邊，天空開始下起雨了。雖然我開心到彷彿要飛上天，卻故意裝出一副好可惜的樣子並說：「不能運動了，怎麼辦？」但是，老天爺也真不給面子，當我說出那句話後，雨竟然停了。

我活了這麼久，第一次看到那麼短暫的陣雨，真是糟透了。既然遲早要離我而去，當初就不應該在動搖我的心之後才一走了之啊！結果我們還是前往運動場了。之後，跑也跑過了，但是教練為了讓運動變得更好玩，便提議他用走的，然後我用跑的，最後一名的人則要實現對方的願望。

最後一名是誰呢？當然是那個胖到不像話又跑不起來的我，幸好教練的願望是陪他玩撲克牌。想到他其實是為了幫身心俱疲的我消除疲勞，這天才能在歡笑中度過。所以，我首次的 KTX 旅行不是浪漫之旅，而是運動之旅（笑）。

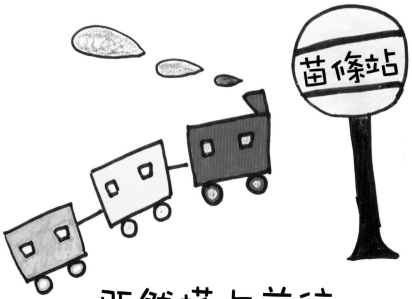

既然搭上前往
「苗條站」的列車，
我一定會努力向前進！
很快就會抵達終點的！
握拳！

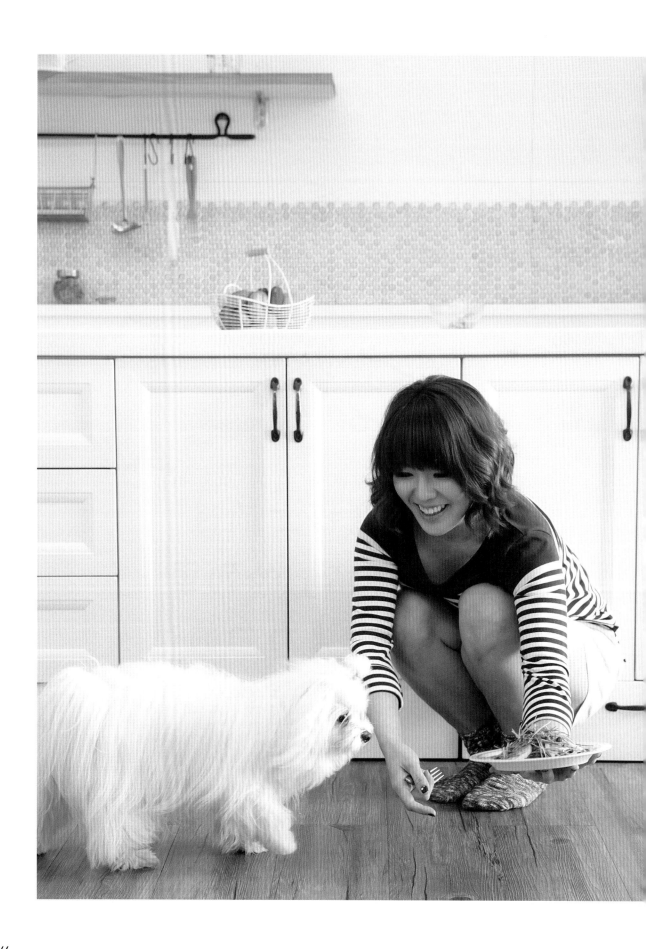

為了吃，為了健康！
女孩們，還是「動起來」吧！

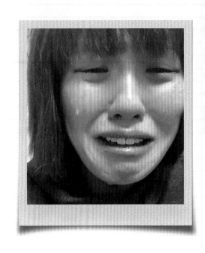

　　現在的我要習慣運動仍然不太容易，所以我完全無法理解那些說「運動好快樂」、「運動真棒」的人。我是為了吃而運動，**因為吃東西之後不運動就會變胖，所以一切都是「為了吃」！還有為了健康！**絕對不是因為我喜歡運動。

　　錄製〈瘦身女孩〉期間，有許多討人厭的運動日，不對，是每一天都十分令人厭惡。不過，因為肌肉鍛鍊是我第一次接觸，而且只要做到規定次數便能休息再進行，所以勉強還可以忍受；有氧運動則是無聊透頂，連要喘口氣都相當困難。

　　7 月 19 日這天，晚上真的很不想運動，我討厭站在跑步機上的自己，「為什麼要這麼做？」、「我現在為什麼要在這裡做這個？」這些都是當天不斷湧上心頭的負面情緒。

　　為了表達不滿，我故作一副快虛脫的模樣，雖然根本沒這麼累，但仍然繼續裝模作樣。偏偏這天鐘勛學長又拼命叫我「再快一點」、「給我認真點」，當下我的眼淚真的快要飆出來了，真是恨透運動了。

　　「好想回家躺著」的想法完全占據了我的大腦與內心，儘管我再怎麼努力也 hold 不住了，所以我打著「先逃離這裡」的如意算盤，並跟學長們說今天就讓我用「走路回家」代替做有氧運動，因為至少要走 1 小時，所以學長們便答應我的要求。

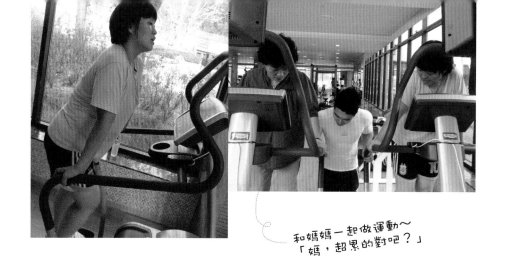

和媽媽一起做運動～
「媽，超累的對吧？」

忍不住搭了小黃，其實我超後悔的

慢慢走路回家的我眼裡只有計程車，所以終究抵擋不住誘惑而搭了，但料事如神的學長們竟輪流打電話給我，先是語音通話，接著甚至使用影像通話，可是我都沒有接。一直想著「在走路所以不知道手機震動」、「手機放在包包裡」等各種騙人的理由，最後我終究敵不過學長們的奪命連環叩，還是接了。

為了營造出正在走路的情境，我故意在車子行駛的大馬路上接電話，並用「手機放在包包裡，不知道它在震動，所以才沒接到電話」的假想說詞來替自己找藉口，但是，最後還是只能對學長們坦白地說我搭了計程車。

這時，鐘勛學長非常語重心長地告訴我：「現在給我調頭回來。」我只好從家裡走去廣播公司。現在仔細想想，明明是我的錯，當時卻那麼埋怨他們……。

回家後，我做了鐘勛學長和承允學長的稻草人娃娃，然後再用尖尾梳瘋狂地亂扎一番。學長～你們那晚沒感覺到被針扎嗎？我稍微刺了你們幾下，哈哈。

現在才說出來，真是對不起，當時真的太恨你們了。現在才說出來，很謝謝你們，讓我能再次重生。

正在做「用手走路」的運動

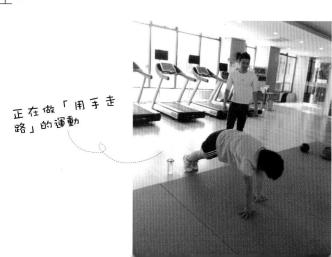

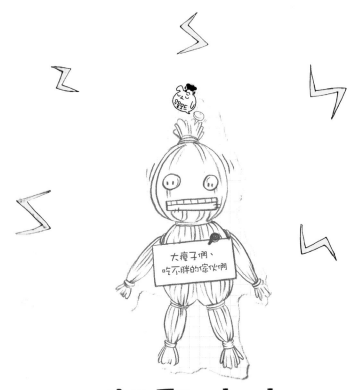

詛咒娃娃

你們這些瘦子！
說吃不胖的騙人精！！
我恨你們！

餓到連做夢都在「吃」！
幸好夢與現實是相反的，好險！

　　想煎顆荷包蛋所以從冰箱拿出雞蛋，但是雞蛋從手中滑出後摔破了，於是我再拿出一顆，不料雞蛋發出「ㄎ一ㄚ」的聲響後在我手中碎掉，雞蛋裡沒有蛋黃卻寫著「減肥」的字樣，突然減肥兩個字宛如電影情節般消失，然後冰箱內瞬間冒出一大堆食物，剎那間冰箱塞滿了各式各樣的高熱量食物，而我絲毫沒有猶豫便開始大吃大喝。

　　當晚我暴飲暴食，雖然肚子撐到不行，但我還是吃個不停，幸好那只是一場夢。我不在乎雞蛋有多麼容易破碎，**重要的是別打破自己要減肥的決心**，幸好夢與現實是相反的，真是謝天謝地！

連做夢都夢到豬，還真是寫實啊！

　　當初總用忙碌當藉口而不與朋友見面；當初總拿減肥當藉口而不和姐妹們約會，朋友們覺得很不是滋味便打了電話給我，或許是因為內心感到愧疚，當晚我便在夢裡與朋友們相見。

　　我和她們在廣大的公園裡嬉戲玩耍，突然間數也數不清的小狗們成群結隊地向我們奔來，然而正中央卻有一隻小豬朝我奔馳而來。也許是正在減肥的緣故，我對小豬完全不屑一顧，並沒有理會朝我奔來的小豬，反而一把抱起小狗，然後宛如漫畫情節一樣，小豬就這樣消失了。

　　本來以為做了什麼好夢，最後卻變成毫無意義的夢，我應該擁抱小豬讓夢想成真才對，太可惜了。

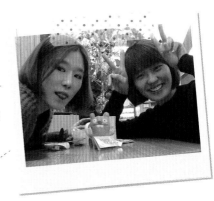

和感情很好的姐姐見面。
姐姐嚇了一大跳，所以約會時頻頻問我：「妳真的是尾珍嗎？」
「姐姐，我真的是尾珍啦！」

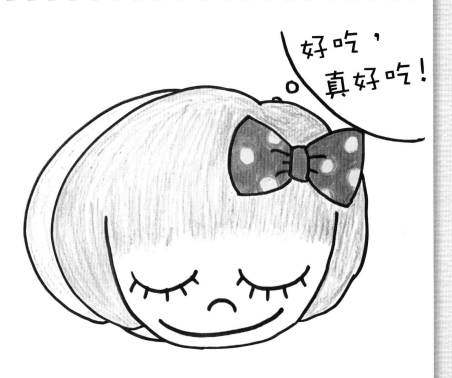

今天是星期六

為什麼我在夢裡走來走去，

甚至開始暴飲暴食呢？

幸好是夢，謝天謝地 ^^

只在意體重，就算瘦了也會賠掉健康！

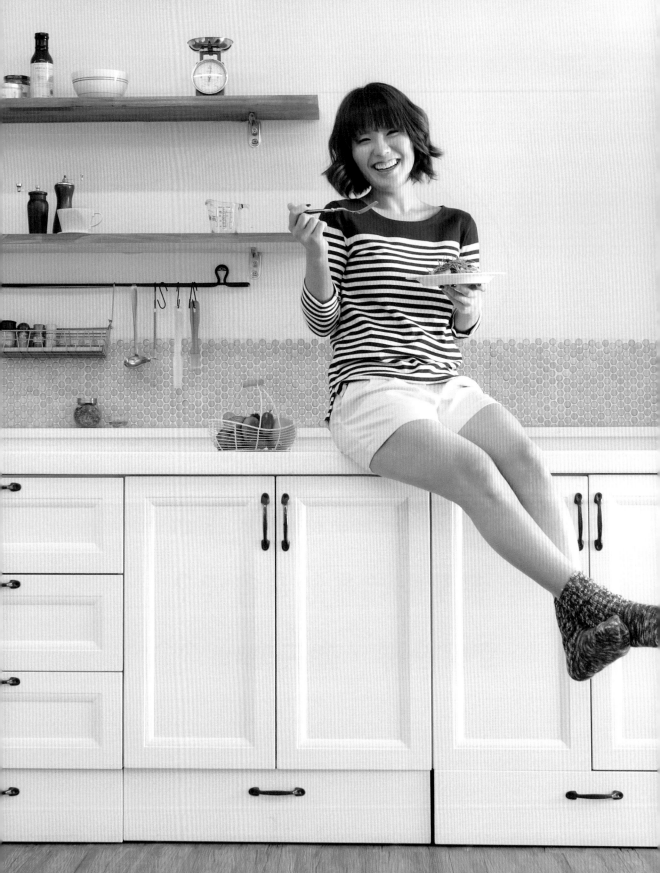

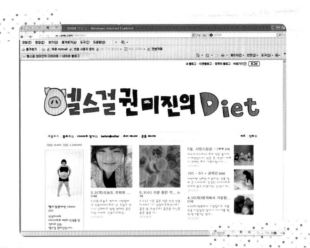

我的部落格～

　　許多人在我的部落格裡，針對減肥提出相關問題，其中最讓我感到難過的是大家「想減肥的原因」。每個人想減肥的原因不盡相同，但都有一個共通點，而那個原因並不是「為了我」或「因為我」，而是「為了別人」或「因為別人」才想要減肥。

　　想要報復交往時說自己變胖而甩掉自己的男朋友；想要誘惑自己喜歡的男生；因為外出時，他人總用異樣眼光看著自己；被媽媽說太胖，讓她感到很丟臉等。

　　「為了別人」才減肥的這些話，真是傷透我的心，**某個人成為自己減肥的契機是有可能的，但是，必須將「為了自己」或「為了健康」當作主要原因。**

減肥不是「為別人」，而是「為自己」！

　　想要減肥的原因不是因為自己而是為了他人，這樣只會過度執著於體重變化，即使拼死拼活後真的瘦了，也會失去健康。「健康第一」這句話可不是隨便說說的，甩掉肥肉成功瘦下來，身體卻變差了，是絕對不會幸福的。

　　我真心期盼大家減肥的共通點是「為了自己」，不再是「因為別人」，我會一輩子「為了自己」而減肥，加油！

當個背影殺手？
不，我用「聲音」就征服了男人們！

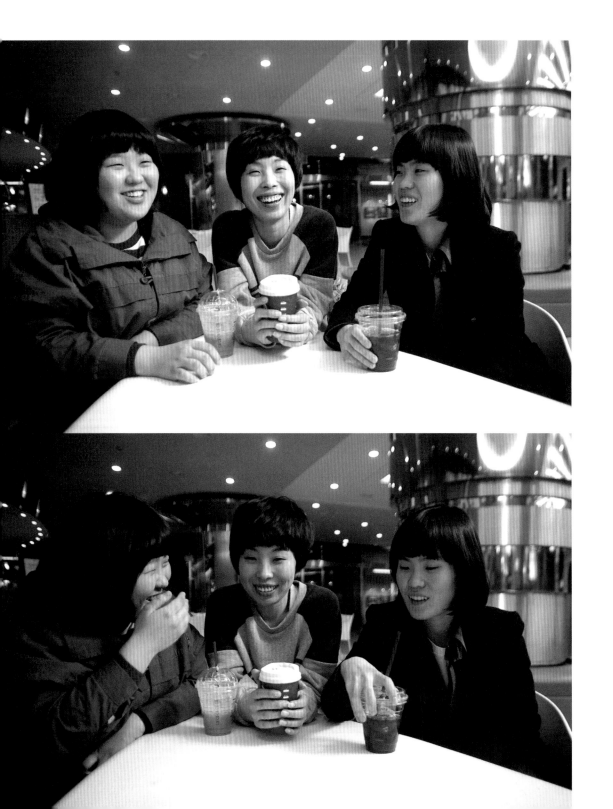

就讀高中時，班上有一位名叫「羅寅錫」的國文老師，高中 3 年，那位老師總是請我朗誦文章，只不過必須將書拿高遮住自己的臉！他說我的嗓音和臉有著天壤之別，那是全世界最美妙的嗓音，哈哈！拜這所賜，我的國文成績勉強還算可以。

　　成為搞笑藝人後，身邊也發生過和聲音相關的爆笑小插曲，那是我參與〈單身上天堂，情侶下地獄〉節目單元時的故事。

　　在一個細雪紛飛的傍晚，單身的朴智宣學姐、吳娜美學姐和我 3 個人開完會後，都覺得就此打道回府會很捨不得對方，便決定一起去看電影，尹聖鎬學長說想和美女們一同欣賞電影，也加入我們的行列，於是我們 4 個人便向電影院出發。

　　看完電影後，離情依依的我們決定先去吃烤五花肉接著再去酒吧續攤，這時我們為了想多揪一些人，便打電話給某某學長。對方問我在場有誰，當我一說完有朴智宣學姐、吳娜美學姐和我之後，他馬上就把電話掛了，哈哈，所以我們想了一個妙計。

　　尹聖鎬學長率先打電話給李尚昊和李尚玟這對雙胞胎學長，但他們以雪下太大為由拒絕了我們，於是尹聖鎬學長只好捏造一個善意的謊言。「我現在和 3 個女大生在一起，這裡只有我一個男的。」他們豎起耳朵並要求跟女學生對話，然後我接起電話。

　　沒想到原本因風雪太大而拒絕外出的雙胞胎學長一聽到我的嗓音後，立刻改口說「馬上就到。」緊接著我們用相同手段對付其他朋友們，他們也都迷上我的聲音，決定冒著暴風雪前來。

　　當滿腦子想著女大生而前來赴約的學長們發現其實是我們時，所有人徹底崩潰。在這個皚皚白雪飄飛的夜晚，我的美妙嗓音讓許多男人失了魂。

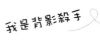

我是背影殺手

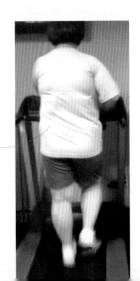

走路，是最棒的有氧運動！
燃脂效果一極棒！

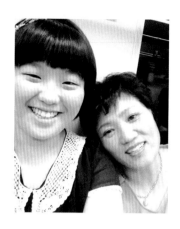

　　錄製〈瘦身女孩〉期間，住在鄉下的媽媽每週五下班後都會來首爾照顧我，然後星期日再搭末班車回去位於慶尚北道的榮州，我們是週末才能見面的母女。

　　某個週末也和往常一樣，和媽媽共度完週末時光後將她送到巴士站，明明拍攝〈瘦身女孩〉的期間，週日可以休息不用運動，但是我卻突然興起「走路回家」的念頭，於是我邊聽著歌邊開始邁開步伐。

　　我家位於上道洞，若從巴士站搭公車或捷運回家，車程約 30 分鐘，不過我完全沒有計算路途的遠近，只想著「哎唷～就算再遠也不會遠到哪去吧？」

　　但我萬萬沒想到竟然這麼遠，怎麼走都看不到盡頭。「要不然乾脆搭計程車？」但是如果這樣做，剛剛走的路就白走了，於是我只好重振士氣繼續向前走。

　　我跨越漢江上的大橋，按照常理，大橋上的捷運列車標示的終點站方向必須和我是相同方向才對，當我發現這兩者恰好相反時，才驚覺我走錯路了，此時我想起手機導航系統裡說著「請回轉」的聲音，而我正要跨越位於反方向的銅雀大橋。

　　調頭後，走著走著便來到國立顯忠院前。黑漆漆的夜裡，這人煙稀少的場所令我感到好害怕，一切都要怪自己太固執，但想到一路走來的路程會就此化作泡影，我還是繼續前進了。

　　突然，我的背後傳來奇怪的聲音，「嗚呷呷呷呷～」這不是風聲，也不是蟲鳴聲，恐怖極了。要回頭看嗎？還是拔腿就跑？怎麼辦？我好苦惱！當聲音漸漸向我逼近，讓我冷汗直流時，那聲音卻突然消失了。

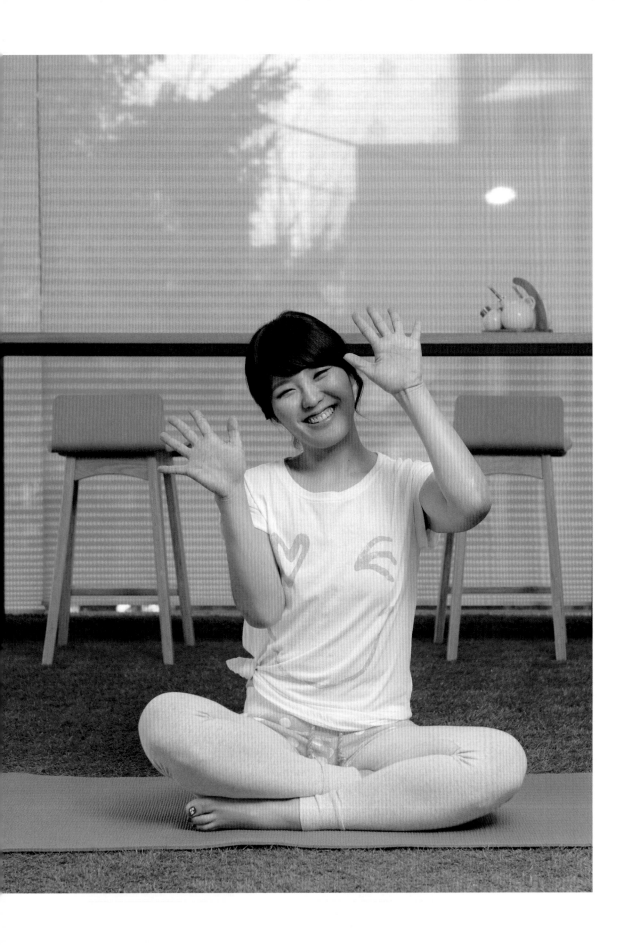

身體絕不會背叛你，請多愛自己一些吧！

看恐怖片時心裡都會想，「明明可以拔腿落跑，為何偏偏要回頭看呢？」就在這剎那，我徹底明白那些回頭看的主角們，因為我也情不自禁地回頭看，而且轉頭看的同時還不忘放聲尖叫。

一名騎著腳踏車的長髮少女因為想傳簡訊而暫時將車停在原地，手機發出的亮光在我眼中就像恐怖片裡會出現的燈光效果一樣，而長髮少女看起來就像長髮女鬼，受到驚嚇的我心臟跳個不停。因為我，那名少女肯定也嚇了一大跳，但我卻來不及回過神來向她道歉。

兩個半小時後，媽媽打電話告訴我她到家了，而我在媽媽到家後的一小時後才回到家，足足花了 3 小時 40 分鐘。雖然雙腿水腫又倍受驚嚇，卻也因為這樣，我才得以達成那週的減重目標。

從此我深刻體會到，「原來世界上絕不會背叛我的就是自己的身體，我要再多愛自己一些」，以及「走路真的是很棒的有氧運動」。
那天過後，我的興趣也從「吃」變成「走路」了。

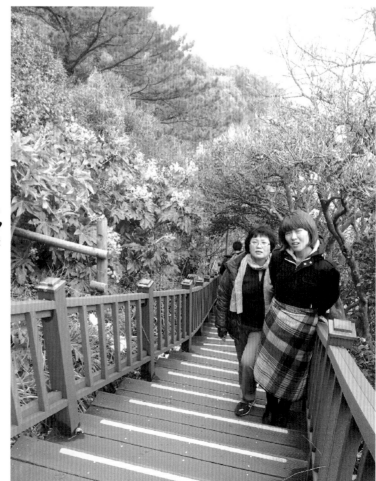

和世界上最美麗的媽媽一起登山約會♥
因為太累了，所以我的表情……。

現在的權尾珍是

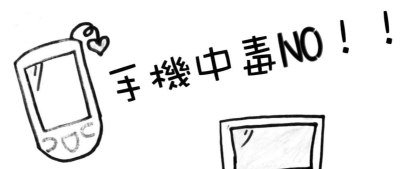

手機中毒NO！！

電腦中毒NO！！

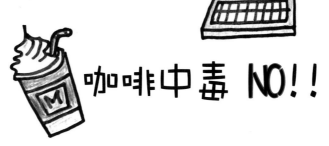

咖啡中毒NO！！

「健康減肥」中毒 OK！

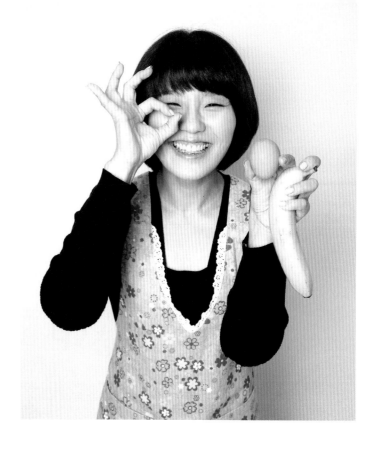

減肥才更要「吃」！
適時吃點好的，是給自己的獎勵

從眾多菜色中挑選最愛的一道菜，是令我感到最為難的一件事，因為每道菜看起來都好可口，也都很好吃，這要我如何冷靜又殘忍地只選出一道呢？所以去餐廳時我總會告訴同行的友人，「我全部都喜歡吃，可以隨便點。」

這不代表我是給對方機會讓他挑選自己想吃什麼的善良女孩，而是因為我是全部都想吃但卻拿不定主意的貪心鬼，所以我的理想型一定要是個不詢問我意見便能爽快點餐的有魄力男人。

人類的基本需求中，我最重視「食」！我絕對相信「飢不擇食」這句話。減肥之所以失敗，絕對是因為「食慾」，這是減肥者最大的煩惱。

「我可以吃嗎？」、「吃了會變胖嗎？」在吃這方面上，很多人都想 詢我的意見。儘管為了瘦下來，在減肥期間毫不鬆懈並依照計劃徹底實踐是天經地義的事，**但是與其一忍再忍最後卻吃得比往常多，倒不如事先做好萬全準備。** 這麼一來，就不會再有「這個可以吃嗎？」或「那個可以吃嗎？」的疑問。

「就算是減肥期間，也沒有不能吃的食物。」

「不是吃了就會胖，而是吃太多才會胖。」

「別因為忍住不吃而帶給自己壓力，請適量地享用美食！」

這些是我常對正在減肥的朋友們說的話。現在正在寫這篇文章的我也曾好幾次在歷經一番忍耐後，因控制不了食慾而大吃，事後才來反省。就好比我昨天才將豬腳、田螺肉及大桶冰淇淋全部嗑光。不過我一點也不後悔。不對，應該是說我會反省，但絕對不後悔。因為只要再重新開始就好！

不小心破功也別沮喪，重新努力就好

實際上，只要看我的減肥計劃表便會發現，我從來沒有撐過「第5天」。下定決心後，撐不到 3 天、5 天就會失敗，然後隔天又以「第1天」來揭開序幕，這就是我減肥成功的秘訣。

大部分的人只要撐不過 3 天便會說：「我做不到。」之後就徹底放棄；我卻是重新開始。看見那些成功達到「100 天」的人，我反而想向他們請教成功的秘訣，問他們究竟是如何控制食慾的。

看到食物就想吃是一種本能，這是身體健康的證據。即使因食慾好而大嗑美食，也別為此感到後悔！**就算下定決心後撐不到 3 天便宣告失敗也別徹底放棄，只要重新下定決心就好。**

抱持著正面心態，愉快地度過每一天吧！雖然努力後也可能會失敗，但是失敗乃成功之母。失敗後自甘墮落的人，以及想著「我做得到！」然後重新開始的人，讓我們一起成為後者，給自己愛的鼓勵然後重新出發吧！如果連自己都不愛自己，還有誰會愛你呢！

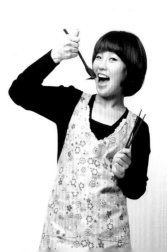

別因為忍住不吃而帶給自己壓力，請適量地享用美食！

沒橘皮、沒掉髮，臉也變小了！
「減肥」，就是最棒的整型！

在網頁搜尋「權尾珍」，會連帶出現「抽脂」和「疑似整型」的搜尋關鍵字。拍攝〈瘦身女孩〉期間，大家看到我必問的問題就是：「妳真的只靠運動和飲食調整就瘦下來嗎？」

還有人劈頭就問我：「妳在哪裡抽脂的？」試問，我每天都要主持廣播，每週還必須錄影一次，有可能去動手術嗎？我要再申明一次，我真的沒有抽脂，是那些話太荒謬了。

大家都知道的「飲食調整」和「運動」，就是最簡單的瘦身法，只要下定決心付出行動，不要光說不做，任何人都可以改變，正當減肥是不會有副作用的。

減肥時，人們最常擁有的煩惱是掉髮或經期失調，然而我不但沒有掉髮問題，生理期也很規律。**因為我每天都吃對子宮有益的綠花椰菜，也吃能防止掉髮的黑豆，我靠這些方法補充體內不足的營養成分，並養成規律的生活作息。**

這些微不足道，任何人都能做到的努力使我的身體了解我的想法，才能健康瘦下來。因為使用正當方法瘦身，大家害怕的「溜溜球效應」，我一點也不擔心。

臉變小、變骨感，沒抽脂也能變美女

雖然〈瘦身女孩〉播畢後我不再出現在〈搞笑演唱會〉的舞台上，但是我還是有其他活動，根本不可能去整型，我也是愛美的女人，當然也曾經想過「如果鼻子再挺一點、額頭再飽滿一點就好了。」不過，非常怕痛的我實在太膽小，因此只能宣告放棄。

瘦下來後，我找回過去遺失的眼睛和鼻子，也讓我得以和自己原來的臉型、手腕骨、腳踝骨、鎖骨等身體所有骨頭相見歡。某天彩排時，〈搞笑演唱會〉的徐秀珉總監對我說：「我還以為妳沒有鼻子，原來妳有啊？」他感到相當神奇。

我身上所有部位的肥肉都甩掉了，原本因為肥肉堆積在呼吸道而有嚴重的打鼾問題，在瘦下來後不但甩掉呼吸道附近的肥肉，就連打鼾問題也解決了。腳的尺寸更從 25 號變成 23.5 號，手指頭也終於有戴得下的戒指。

「沒想到減肥竟然也讓呼吸道、腳，甚至是手指頭整型成功！」最近只要有人問我：「妳有整型吧？」我便會這樣回答：「**對啊，我整型了。減肥整型！我的整型技術還可以吧？**」請跟我一樣，用健康的減肥方式建立屬於自己的整型手術吧！

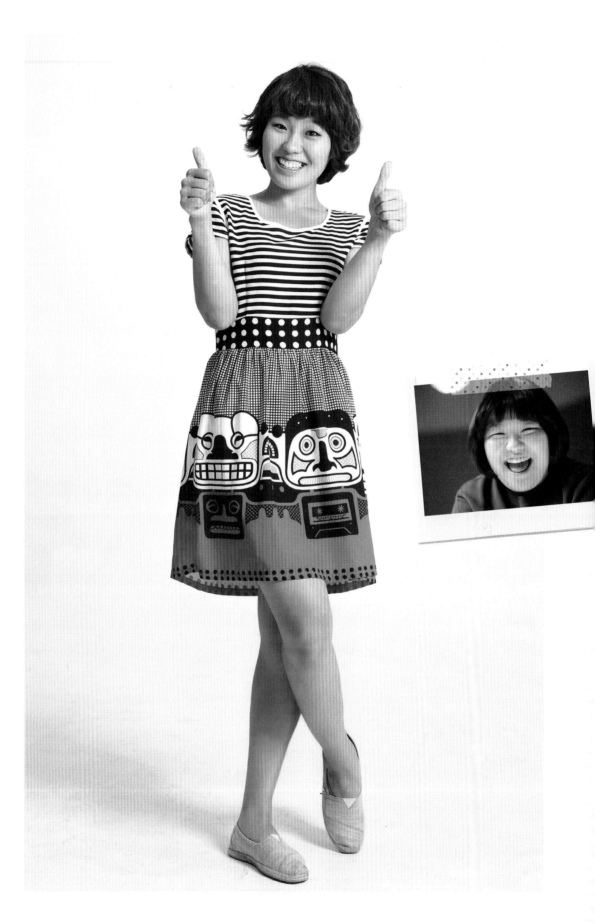

再見了，肥肉！
謝謝你曾經這麼愛我！

託肥肉的福，就算坐在硬梆梆的地板上，屁股也不會痛。

託肥肉的福，我不用買棉褲，無須特地為過冬做準備。

託肥肉的福，可以不用經常使用暖爐，為環境保護盡一份心力。

託肥肉的福，就算和別人玩猜拳輸了要受罰，也不會比別人痛。

託肥肉的福，就算跌了一跤或是被撞，骨頭也不會受傷。

託肥肉的福，搭車時如果客滿，最舒適的副駕駛座就會是我的位子。

託肥肉的福，我只要站著不動，大家就會看著我笑。

託肥肉的福，儘管不曾聽到稱讚我很美的話，卻能聽見別人說「我很可愛」。

託肥肉的福，和異性朋友在一起也不會遭人誤會。

託肥肉的福，別人送的美鞋，我連穿都沒穿過。

託肥肉的福，曾被人誤會嘴裡是不是含了一顆大糖果。

託肥肉的福，明明是雙人座，我卻擁有讓它看起來像是單人座的魔力。

　　與我共度 25 年真是辛苦了，雖然你離開我身上後，去年的冬天要比往年蕭瑟寒冷許多，但是與你告別後的現在，我相當幸福，謝謝你毫不留戀地離我而去，你也一定要幸福，希望即使在夢裡我們也不會再相見，讓我們瀟灑地互道再見吧！

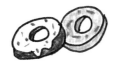

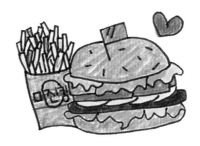

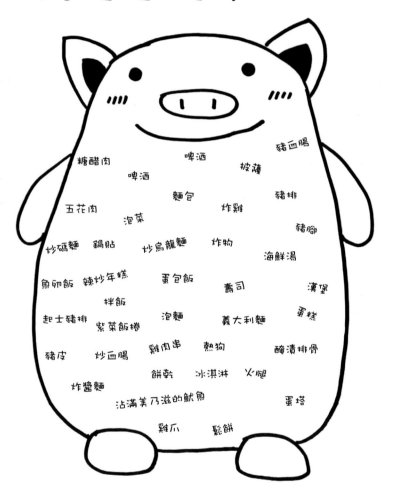

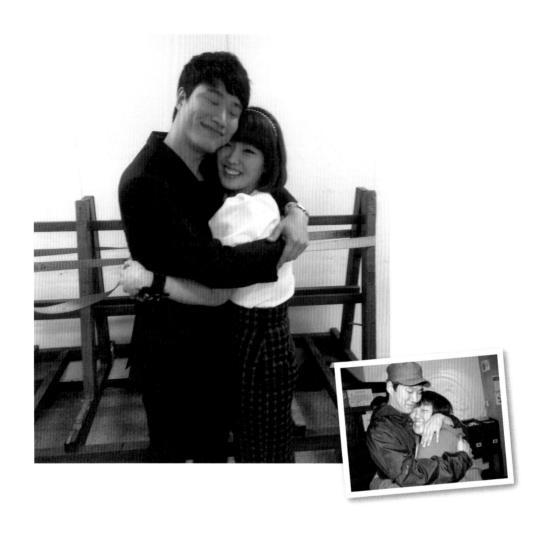

送巧克力、請吃飯，
瘦下來後，男人緣也變好了！

❶ 由苦澀變開心的擁抱

　　前陣子和金基利哥擁抱的照片在網路上掀起一陣騷動。和同屆的基利哥只是柏拉圖式愛情的那種擁抱，是所謂的「同屆愛」，但是大家卻對這張照片頗感興趣，原因在於基利哥的表情，而不是金基利和權尾珍擁抱的這件事。

　　我的體重還是 103 公斤時，抱著我的基利哥表情不知為何有些苦澀；然而不久前抱我的表情卻洋溢著微笑，男人啊！

❷ 帥哥鄰居主動幫我倒垃圾

我在同一棟樓住了 2 年，隔壁住著見過幾次面卻只是點頭之交的哥哥，每次都要對到眼才會點頭打招呼。但是不久前，我提著垃圾袋走下樓時，「需要幫妳拿嗎？」他這麼問，我明明說沒關係，但他卻親手幫我將垃圾分類好。總而言之，男人啊！

❸ 變成需要男人接送的女人

我每週四都要主持廣播節目，而播出時間是凌晨 12 點 30 分到 1 點 30 分，是一個對女孩子來說，單獨行動並不妥的時間。

不過由於廣播公司離我家並不遠，我已習慣一個人走路回家，經紀人哥哥也說：「妳長得很安全。」所以完全不擔心我。在我瘦下來後，哥哥們則改口說：「女孩子怎麼能在深夜獨自回家呢？」大家開始搶著送我回去。

難道我以前就不是女孩子嗎？總而言之，男人啊！

❹ 開始有男人約我吃飯

我和朴輝順學長一起錄製節目時，兩人關係很要好，但是私底下並不會聯絡，就在不久前我收到一則簡訊。

「尾珍，過得好嗎？我一直有在看妳的臉書喔！呵呵！」

「學長^_^，你好。真是謝謝你主動聯絡我。」

「我請妳吃飯，隨時聯絡我，有空到我家來玩喔！」

正在回覆時，又收到一則簡訊。

「我沒有女朋友，所以可以來我家玩。」學長說著。

雖然輝順學長是因為我是學妹才邀請我去他家，但以前當我說要去時，他都會說有工作，連一次都沒邀請過我。

你們這些傢伙！總算也有讓我揚眉吐氣的這一天了，呵呵呵！

白色情人節這天，
SPEED 的成員正優，
送我一盒巧克力！
「聽說比起糖果，
女孩子們更喜歡巧克力？」
正優真有眼光！嘻嘻～

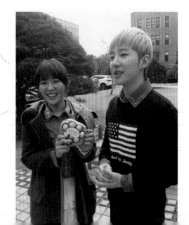

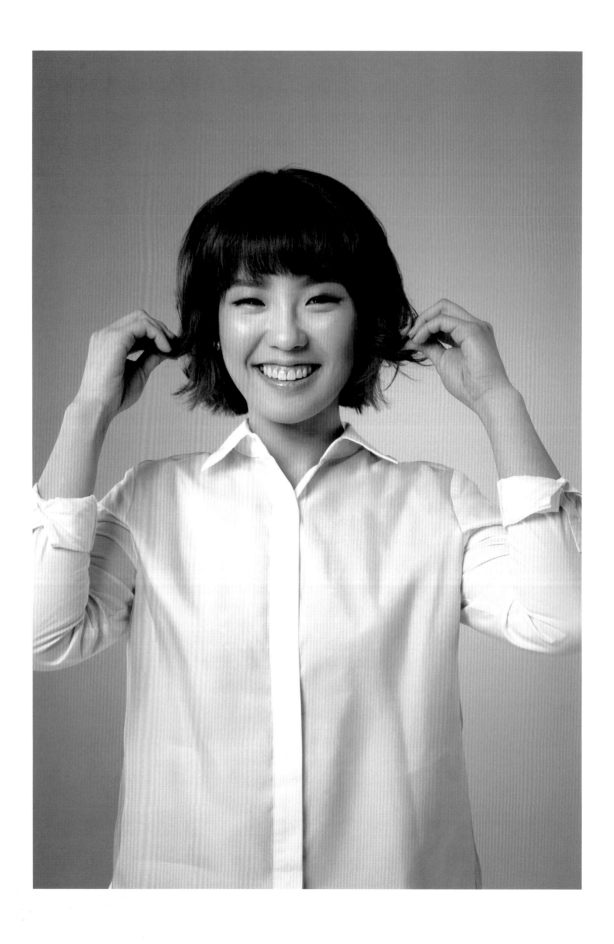

一口氣瘦了 50 公斤，
連家人、同事都認不出我

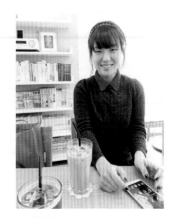

瘦身後，親友們的反應更是誇張，我收到的回應包括：

❶ 被弟弟說：「妳也太瘦了吧！」

籌畫〈瘦身女孩〉單元時，我弟弟時俊正好入伍當兵，所以他最後一次看見我時是 103 公斤。3 個月後我去弟弟的懇親會，一想到好久不見的弟弟，我不禁潸然淚下。

這時英姿煥發的弟弟在懇親地點左顧右盼，原來他竟然認不出近在眼前的姐姐！當時的我還有些胖，但是看見我的弟弟卻說：「姐，妳也太瘦了吧！」最後一次見面時，弟弟眼裡的我是 103 公斤，現在他眼裡的我或許看起來真的很瘦，但我深怕別人聽到會破口大罵，所以趕緊堵住弟弟的嘴巴。

❷ 一起工作 3 年的同事也認不出我

某次與睽違已久的工作人員見面，由於太開心了，所以我大喊：「哥！」並用力揮手，但對方卻用一種「是在叫我嗎？」的神情看我。

因為後方沒有其他人，這時他才知道是我在叫他，可是他卻問：「妳是哪位？」我們在一起工作了 3 年，他竟然認不出我。原以為他在耍我，但是他說我變好多，還說我連聲音都變了，看來我連聲帶的肥肉也甩掉了。

❸ 站在眼前，對方也認不出我

瘦身後我去拍大頭照，當時攝影師在我面前講電話。「權尾珍小姐嗎？她還沒來喔！」他邊說邊問我：「權小姐還沒到，對吧？」

「我就是權尾珍小姐。」我這樣回答。

「啊，真是抱歉，妳本人比電視上還苗條，所以沒認出來。」那位攝影師趕緊為自己圓場。

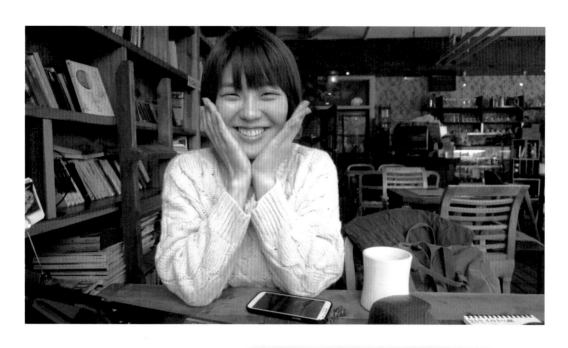

❹ 被說「妳長得好像權尾珍。」

走在路上時，小學生們看見我便開始竊竊私語，我看他們好可愛於是就主動和他們說話：「小朋友怎麼啦？」然後小朋友們笑嘻嘻地回答我：「啊，沒什麼。」他們不說讓我更好奇，所以我只好使出撒嬌招數繼續追問。

「什麼啦？告訴我嘛～讓姐姐也笑一笑。」

「姐姐妳好像搞笑藝人。」

「誰？」

「不能說～告訴妳後，妳應該會生氣。」

「不會啦～告訴我嘛！我不會生氣。」

「權尾珍啦！」小朋友說完後便逃跑了。

或許是怕說我像權尾珍會被罵吧！哈哈！小朋友，我就是權尾珍啦！

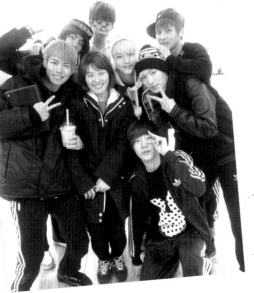

他們讓我心跳加速，
幫我減肥的男孩們
S.P.E.E.D

今天是星期四！

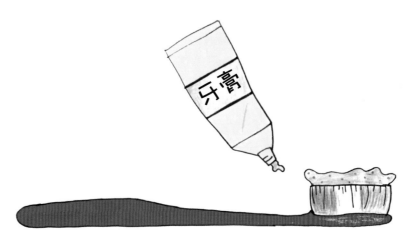

對我而言，相當具有歷史意義的一天。
以前刷牙時，嘴裡流出來的牙膏都會滴
在肚子上，今天卻滴在胸口上了！！
這是我那像山一樣聳立的肚子，
確實消下去的證據喔！！呀呼 ^^

畫美食、看美女照片，
忍不住想吃時，我這樣戰勝食慾！

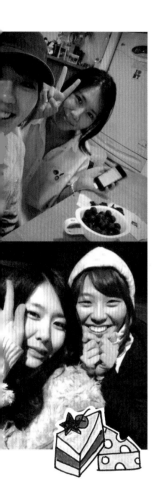

　　減肥減到一半，「食慾」是最容易讓人半途而廢的大魔王。就算已減肥成功，還是容易因「食慾」而復胖。不過，一定要和食慾好好相處，一分耕耘，一分收穫；若想苦盡甘來，就要先戰勝痛苦。

　　減肥期間，面對美食當前，我也曾多次向食慾投降，幸好最近 10 次中有 8 次是我勝出。現在就讓我來公開戰勝食慾的秘訣吧！

❶ 想吃時，先思考 10 分鐘再決定

　　想吃東西時，別急著行動，先仔細思考 10 分鐘。除了正餐外，**很多時候想吃東西並不是因為肚子餓，而是因習慣所引起的「嘴饞」。**千萬別因為想吃東西就破功大吃，請先思考一下，只要撐過 10 分鐘，就能戰勝食慾。

❷ 把美女照片貼在冰箱門上

　　好吃的食物都放在哪？答案是廚房，而且往往放在冰箱裡。即使敵不過食慾而將冰箱門打開，一旦看見貼在門上的泫雅、李孝利等擁有完美 S 曲線的美女照片時，就會因為想要變得像她們一樣而關上冰箱門。

　　我除了在門上貼這些美女照片外，還同時貼上自己 103 公斤時的照片，想打開冰箱門時先看一下，就什麼也吃不下了，哈哈。

❸ 吃下肚前，先看一下熱量

　　若是抗拒不了嘴饞而拿起食物？在吃之前請先看營養成分標示表，當看見令人驚嚇的高卡路里、脂肪含量和糖分時，想到好不容易減掉的體重，一定會立刻放下手中的食物，決定不吃。

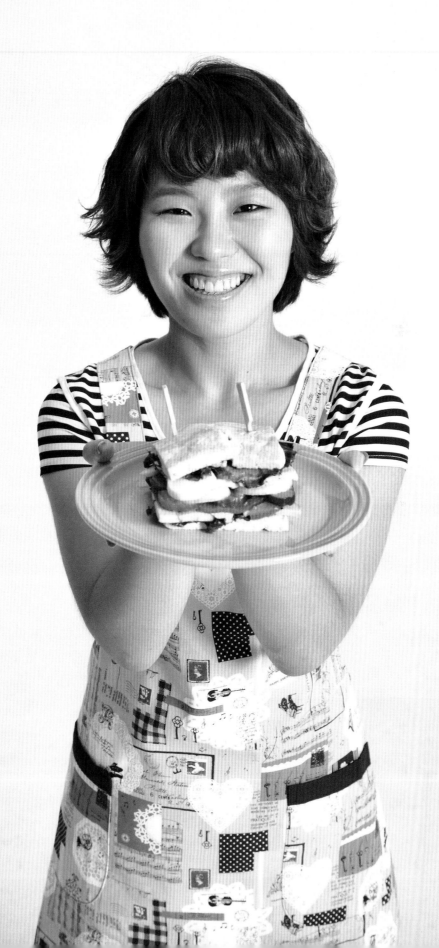

❹ 用減肥日記來警惕自己「不要亂吃」

　　我建議不妨養成寫減肥日記的習慣，雖然那是給自己看的日記，但是，只要翻開上次的日記，看到破功的自己，相信妳的食慾一定會遠走高飛。

❺ 受不了時，就把想吃的食物畫下來

　　這是我最喜愛的方法，將想吃的食物畫下來。專注畫出腦海裡的美食再上色，用眼睛品嚐畫出來的美食，也有畫餅充飢的效果（笑）。

❻ 培養喜歡的興趣，轉移食慾

　　只要有喜歡的興趣，就會因為專注而忘了吃東西。減肥期間，排除壓力的方法之一就是享受興趣帶來的新生活。

❼ 尋找並立下自己的減肥座右銘

　　「若是連自己都戰勝不了，那還能戰勝什麼？」
　　「人生可區分為發胖時與未發胖時。」
　　「美食與美貌不能兼得。」
　　只要找出減肥座右銘，想吃時也會再三考慮，食慾便會離你遠去。

❽ 太餓時，就吃水果冰塊吧！

　　卡滋卡滋地咬冰塊其實相當美味，在水中添加一些果汁，再冰成水果冰塊，嘴饞時吃一塊，戰勝食慾的效果很好喔！

❾ 只用眼睛看，絕不吃下肚

　　只用眼睛欣賞美味的料理書、介紹美食的電視節目或看餐廳傳單。也許你會覺得「用看的不是會更想吃嗎？」但是，說不定你會因為太想變瘦，而決定不吃呢！

啊～
好想吃喔！

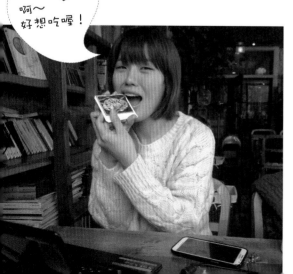

看別人吃也好 ♡

我家前面最近被鯛魚燒
攤販占據，每當我經過
時，它彷彿更故意地散
發出香濃氣味，所以
我只好先掏出50元
買下來，再拜託
吃相最迷人的度
妍學姐幫我吃，於
是，她便用美麗的吃相為我
吞下鯛魚燒。

　　她是世界上最美麗的人！

我滿足了♥

用「我很美」、「我超正」鼓勵自己，減肥才有動力！

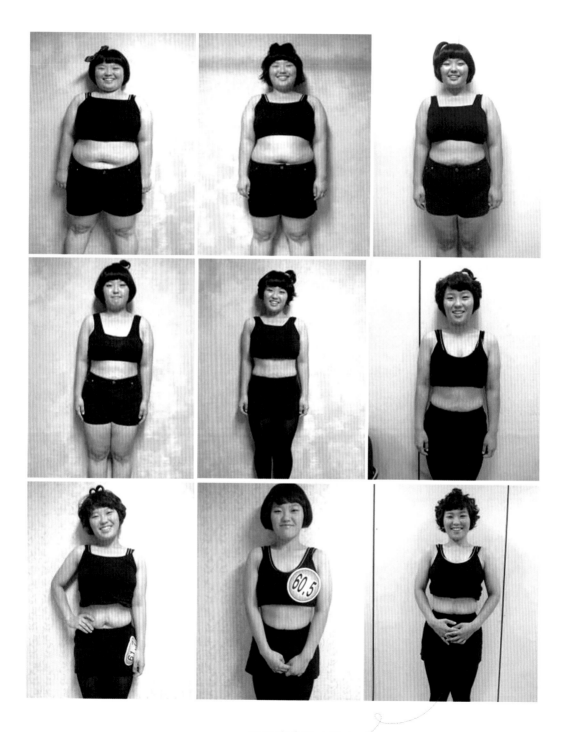

我的瘦身進化史！

我曾看過某個廣告，有一個女人正在照鏡子，她看見鏡子照映出自己肥胖的身材而感到黯然神傷，接著鏡頭從鏡子裡的那個女人移開，並照映出她真實的模樣，是一個骨瘦如柴的消瘦女人。

體重 103 公斤時，看著鏡子裡的自己，我完全不覺得自己很胖或是長得很抱歉，反而是個對「圓滾滾討人喜愛的小豬」、「我很可愛」、「大家說我長得很有福氣」等形容詞持有超樂觀心態的少女。但是開始減肥後，只要照鏡子就會浮現「腿想要再瘦一點」、手臂好像還有點胖？」、「嬰兒肥該怎麼辦？」的想法，逐漸見識到女人對「美」的要求後，我也總算了解何謂女人的欲望。

因為我總想著這些，所以逢人必問：「跟前幾天比起來，我應該沒變胖吧？」、「我穿這件衣服看起來會胖嗎？」等問題，起初原本會回答我的人也漸漸感到不耐煩。「喂！妳又問？別再問了好嗎？」哈哈，我只能重振精神，努力找回103 公斤時，積極正面、超樂觀的自己。

常説「我超瘦」、「我很美」，用讚美為自己加油

「我很漂亮」、「我很可愛」、「我超瘦」、「我超有魅力！」我每天都這樣鼓勵自己，但是讓我感到驚訝的是，即使我沒問其他人，他們反而說了許多「妳最近好像變漂亮囉？」、「妳好像又變瘦了？」等令人開心的話。

當時我突然想起面臨相同處境時，一定會有抱持「我瘦了 500 公克！」這種積極想法的人，以及「什麼？我只瘦了 500 公克。」這種消極心態的人。

一直抱持消極心態，往往只會亂發脾氣或是半途而廢；但是抱持積極心態並向未來挑戰，一定會遇見逐漸蛻變的自己。

不斷告訴自己，「我做得到」、「只要去做，就會成功」、「試試看」等，用「超正面力量」來面對減肥吧！

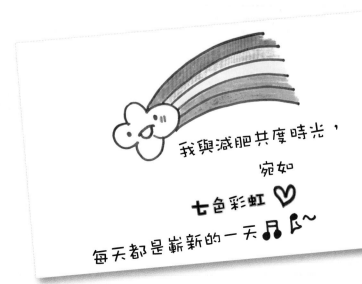

我與減肥共度時光，宛如七色彩虹 ♡ 每天都是嶄新的一天 ♫ ♪～

忍不住想狂吃時，
我用這 9 招預防變成大食怪

「暴飲暴食」有害無益是任何人都知道的事實。由於減肥期間不能隨心所欲吃自己想吃的東西，因此壓力特別大，最後便會讓人變成狂吃的食神。

某天要是體內的另一個自己大爆炸，開始暴飲暴食也是在所難免的。但是，我並不建議這麼做，現在就來公開我個人預防變成大食怪的 9 個獨家秘訣吧！

❶ 在家也穿緊身衣，不穿寬鬆衣服

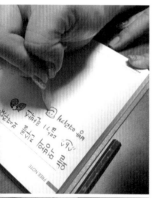

如果衣服太寬鬆，反而容易因為過度鬆懈而吃得更多。若是穿著緊身上衣，可以有效防止肚子吃得太撐。我為了不讓肚子的緊繃感有任何鬆懈的機會，在家時還曾經將銅板夾進肚臍裡。為了不讓銅板掉下來，心情會相當緊繃，還有端正姿勢的效果。

❷ 每天寫飲食日記，記錄吃過的食物

將每天吃的東西記錄下來，能防止暴飲暴食。雖然是自己看且不會有任何人檢查的日記，仍會想要寫得漂亮些，也多虧了一心想要記錄美好事物的少女心，讓我能有效防止狂吃。

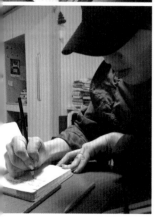

❸ 吃多少盛多少，不要貪心

看見餐盤上裝滿美味可口的食物時，食慾實在很難就此消失。雖然剛開始會抱持著只吃一些就好的心態，但只要美食一送進嘴裡，便會繼續吞下還沒吃完的食物，最後就會發現已經吃到見底了。所以，建議一開始就先決定要吃的分量再盛來吃，或者使用小餐盤裝食物也有不錯的效果。

❹ 吃東西時別太專心，可分散對食物的注意力

雖然說「吃飯別說話」，但是對減肥的人來說，暫時打破這項原則才是防止暴飲暴食的好方法。和他人用餐時，如果邊聊邊吃，會因為說話而吃得比較少。獨自用餐時，看喜歡的電視節目或邊看書邊吃飯，不僅會吃得慢，還因此而更快有飽足感。不過，前提是必須先盛好要吃的分量，才可邊吃邊做別的事。

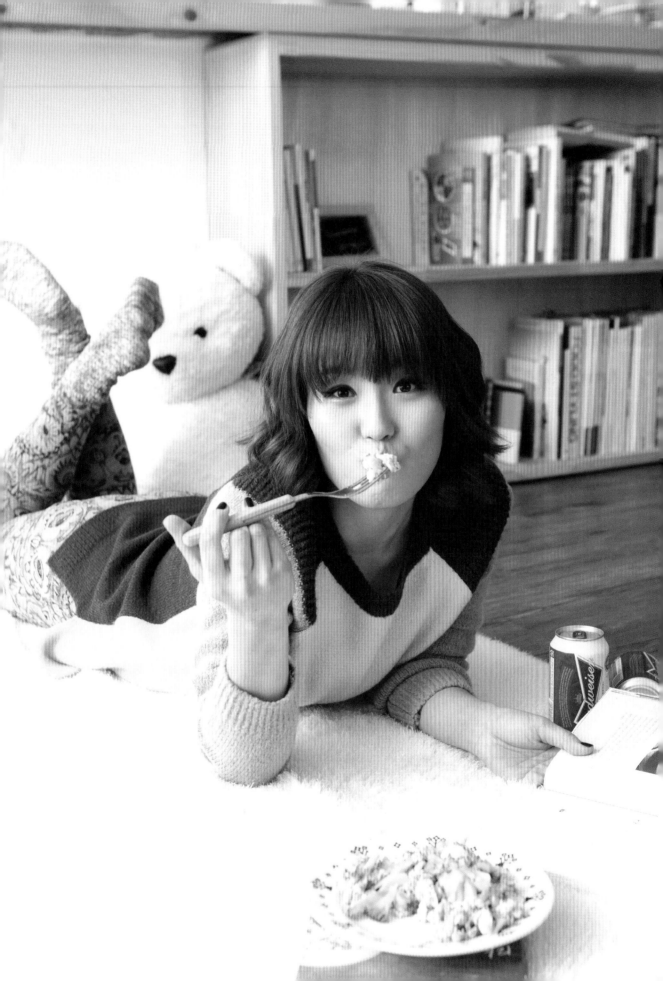

❺ 真的想吃時就吃，注意分量即可

　　想吃些什麼、每天想到新的美食、看到就想吃都是很自然的欲望。若是一再忍耐只會帶給自己壓力，然後某個剎那間突然食慾大開便開始狂吃。在事情演變到最惡劣的地步前，可以吃些堅果等能夠咀嚼的零嘴來預防。**太軟或是飲料等點心很容易一瞬間就吃光，絕對不能碰。**

　　另外，如果真的非常想吃高熱量的食物就吃吧！除非你有信心一輩子都不吃，否則與其一直忍耐，還不如大吃，注意分量就好。

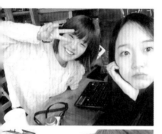

❻ 用約會轉換心情，避免暴食

　　減肥期間，通常是獨處時才容易發生暴飲暴食。因此減少獨處時間，與朋友見面聊天或購物，轉換心情便能有效預防狂吃。

❼ 用小盤子吃飯，營造分量很多的錯覺

　　食慾會接收腦部帶來的影響，即便是相同分量的食物，若用大碗盛裝便會覺得分量較少；相反地，用小碗裝滿則會覺得分量比較多。將成人用的餐盤換成孩童專用的小餐盤，或是將食物平鋪盛裝，營造出裝得滿滿的視覺效果，便會覺得分量很多。也可以用茶匙代替湯匙，叉子代替筷子，盡量使用小一號的餐具。用小一號的餐具吃飯需要夾許多次，如此一來會讓大腦產生許多錯覺。

　　來到容易肆無忌憚、瘋狂大吃的自助餐廳時，比起將食物裝在大盤子上，使用甜點專用的小盤子吃飯更能有效減少進食量。

❽ 再小塊的食物，都要切一半再吃

　　一口大小的食物我會先切成 1／2 再吃，儘管看起來吃的分量相同，實際上卻只吃一半。由於使用筷子的次數較多，會讓大腦產生已經吃飽錯覺。

❾ 一週或半個月，讓自己大吃一次

　　若是依照上述方式實行減肥，記得給自己一天自由。只要想到放風日，減肥生活就能繼續撐下去。**但是千萬不能讓自己完全鬆懈，才能再次回到原來的狀態。**因為一旦鬆懈，減肥的決心也可能就此打住。

回家路上，
我與雞肉串四目相接，

但我念了咒語。

「那是鴿子肉，那是鴿子肉。」
於是，我戰勝了散發出致命魅力
的雞肉串！
啊，真是了不起的夜晚。

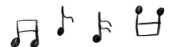

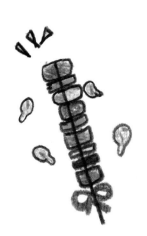

和「減肥」當好朋友！
我用這 10 招，輕鬆瘦 50 公斤

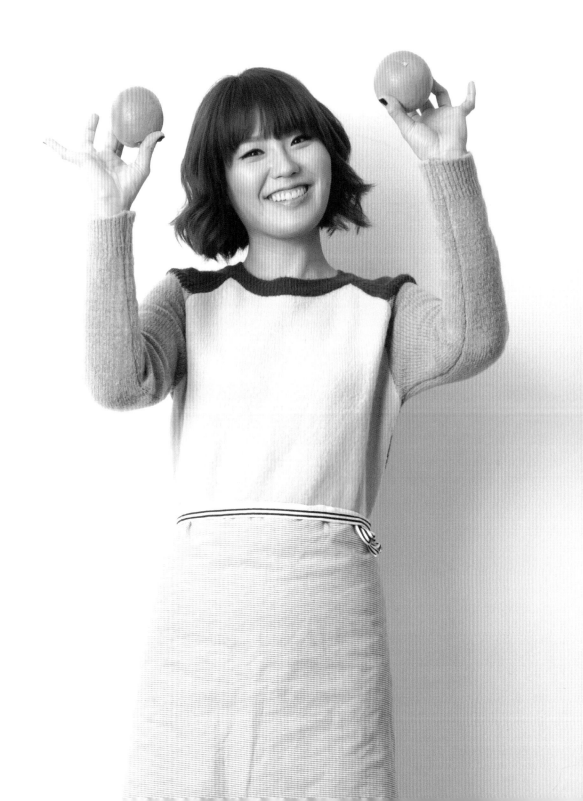

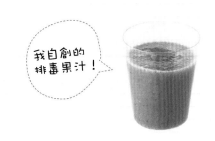

我自創的排毒果汁！

❶ 保持規律的生活作息

只要將生活轉換成「規律模式」就能瘦身。生活混亂會打亂吃飯、睡覺等日常作息時間，如此一來只會讓身材走樣、健康惡化。不用想得太複雜，肥胖的男人退伍後瘦了一大圈，瘦巴巴的男人則是胖得剛剛好，這都要歸功於規律的生活作息。「晝長夜短」才是最佳的作息時間！

❷ 用反省取代後悔，重新努力就好

有減肥過的人就知道，即使剛開始熬過去，但食慾最後仍會徹底解放。可是，別為了已經發生的事感到後悔，只要重新開始即可。因此別再對飲食攝取持有既定觀念，試著用反省來取代暴飲暴食後的後悔心理，反省後，再次燃燒鬥志就可以了。

❸ 多喝水，用水分為身體大掃除

多喝水有助新陳代謝及排除體內廢物，常喝水也能消除空腹感，早上起床立刻喝一杯水，更是有益身體健康。此外，光靠持之以恆地補充水分，一年就能減去 2 公斤的體脂肪。不過，**飯前及飯後 30 分鐘請勿喝水，如果讓水和食物一起進入體內，會刺激胰島素分泌進而妨礙消化，使身體轉為易胖體質。**

❹ 改變口味，偶爾吃清淡些吧！

有幽默感又有才華的人最炙手可熱，而減肥時走清淡路線才是當今趨勢。又辣又鹹的食物不僅妨礙體內水分排出，對健康也是有害無益。習慣刺激性的食物後，一旦吃得清淡些，覺得食之無味是理所當然的事。但是，為了健康著想，我建議慢慢改變口味才是正確的。如此一來，口味便會不知不覺地自動轉換。

❺ 改變習慣，把運動融入生活中

說「沒時間，所以無法運動」的人，百分之百是藉口。並非上健身房或是去游泳才是運動，也不是非要準備運動器材才能運動，只要增加生活中的活動量，就是最佳的運動。用走樓梯取代搭手扶梯或電梯；距離短時用雙腳取代交通工具；打掃房間或洗衣、洗碗；看電視時坐著別躺著等微不足道的習慣，就是運動的一部分。

❻ 睡前 5 小時內就別再吃東西

雖然「晚上 6 點後不進食」是減肥界的不成文規定，但是每個人的生活模式各異，就寢時間也不同，因此要套用相同理論有些勉強。晚上 6 點後不進食只適用於晚上 11 點左右就寢的人，不論幾點吃飯，只要進食後的 5 小時內不要睡覺即可。

❼ 少量多餐，更要細嚼慢嚥

長時間空腹容易在下一餐暴飲暴食或吃太多，我建議在固定時間用餐，少量多餐（間隔 3 到 4 小時）才有助於減肥。減重時不吃東西或許會立即見效，但是體重勢必會在短暫鬆懈時回到原點。另外，我也建議要細嚼慢嚥，只要慢慢吃，就算只吃一點點也會感到飽足。

❽ 明天再開始減肥？不，現在就要開始！

「明天開始」是剛要開始減肥的人的口頭禪。減肥別從明天開始，而是現在開始。說「明天開始」只會一拖再拖，最後變成「明年開始」，那麼「明天開始」便會一輩子如影隨形，永遠瘦不下來。

❾ 安排放風日，給自己一天自由

一週、半個月或是一個月一次，至少給認真減肥的自己一天自由。期待放風日的同時，減肥也會更賣力。不過，千萬別完全鬆懈，切記隔天必須毫無眷戀地回歸減肥生活。

❿ 用「寫日記」監督自己的減肥過程

建議記錄當日心情、體重和攝取的食物，藉由文字堅定自己的意志，同時也能監督減肥過程。和飲食與運動相比，減肥成功的秘訣是「意志力」。

「減肥」，
就是我的聖誕禮物！

比起甩掉肥肉，
「如何維持身材」更重要

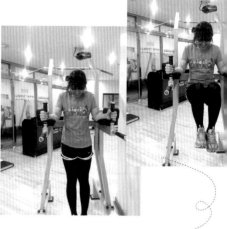

為了腹肌而努力～

　　我接到一通很有名的教練打來的電話，他說由他親自指導然後瘦身成功的 150 人當中，除了 8 個人以外，其他人都飽受溜溜球效應所苦。那 8 個人在減肥期間深深著迷於減肥的魅力，進而步上專業教練這條路，排除這些人，其他人全都因復胖而痛苦不已。

　　不論是正在減肥或是減肥成功的人，都一定會面臨溜溜球效應，「溜溜球效應」這名稱乍聽之下感覺頗可愛，然而它卻是相當可怕的傢伙。不僅會讓人恢復原來的體重，甚至會使體重超過原來的數字。流血流汗好不容易才瘦身成功，如果又變回以前的體重，那只會讓人感到莫名空虛與火冒三丈。

　　就像前面所提到的，我在〈瘦身女孩〉拍攝結束後，進行了 3 天 2 夜的釜山之旅，但旅行回來後，馬上面臨溜溜球效應。現在回想起來，幸虧我及早發現，才能順利地成功瘦下來。

體重上下差2公斤很正常，不用擔心

　　〈瘦身女孩〉結束後，承允學長保守估計溜溜球效應的誤差範圍大約是 3 公斤，如果在徹底調整菜單後又恢復一般飲食，體重向上攀升也是無可避免的。換句話說，即便是飲食正常並搭配運動的健康減肥法，一旦恢復正常吃，儘管沒有面臨溜溜球效應，體重也會增加，這時千萬別因為體重數字就對吃飯感到有壓力。

　　無論如何，現在開始請將減肥視作如呼吸、吃飯、睡覺等生活中的例行公事。想要一輩子當 S 號小姐嗎？**那就當個即使日後復胖，也能抬頭挺胸的女人！比起甩掉肥肉，如何維持更重要！**

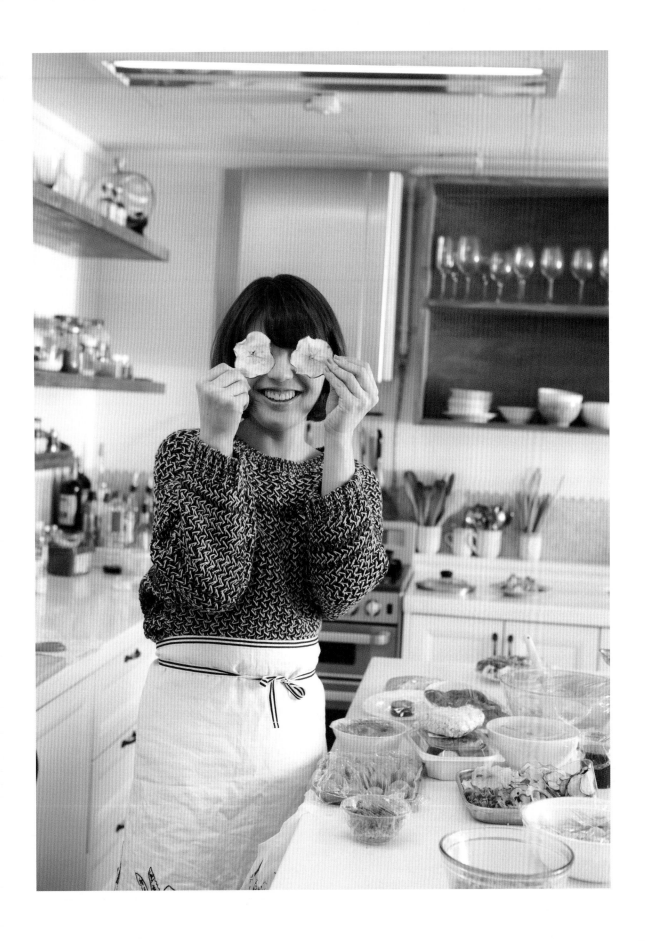

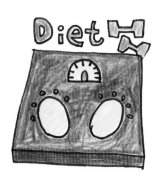

做到 7 件事，你也可以「拒絕復胖」

❶ 一定要吃早餐

吃早餐有助於提高基礎代謝率，千萬別因為趕時間而不吃。

❷ 瘦下來後，也要每天量體重

只要一想到目標體重已達成，心情便很容易鬆懈。因此減肥成功後的一年內，請每天早上量體重，千萬不可掉以輕心。

❸ 多穿合身的衣服

穿太寬鬆舒適的衣服無法馬上察覺自己的體型變化，因此平常應穿合身的衣服，讓身體處於警戒狀態。

❹ 常看以前肥胖時的照片

瘦身絕非易事，因此，只要稍不注意就會立刻變胖。每次變得懶散時，若看見自己以前的模樣，就會因為受到刺激而變得更加勤快。

❺ 每週至少運動 3 次

養成每週運動 3 次的習慣，讓自己在生活中多動，拒當懶骨頭。

❻ 有壓力時，要懂得釋放

雖然要使自己別感到有壓力並不容易，但是，有壓力請立即紓解。**我並不建議用「吃東西」來紓解壓力，**不妨用唱歌、購物、閱讀、跳舞等，找到屬於自己的壓力釋放法。

❼ 失敗時，重新開始就好

別因為下定決心減肥卻撐不到 3 天就覺得氣餒，就算每隔 3 天就失敗一次，只要再重新開始即可。因為我們是人類，感到意志消沉是正常的，該慶幸的是，我們還擁有每隔 3 天便能重新開始的機會。

每個人看起來都像食物，
會走路的漢堡、看報紙的蛋糕捲、
等公車的棒棒糖、打招呼的焦糖瑪奇朵、
唱歌的三角飯糰、買東西的甜甜圈、
交談中的冰淇淋、吵架的巧克力！
啊啊啊！想著「美食與美貌不能兼得」，
我只能「忍」了！

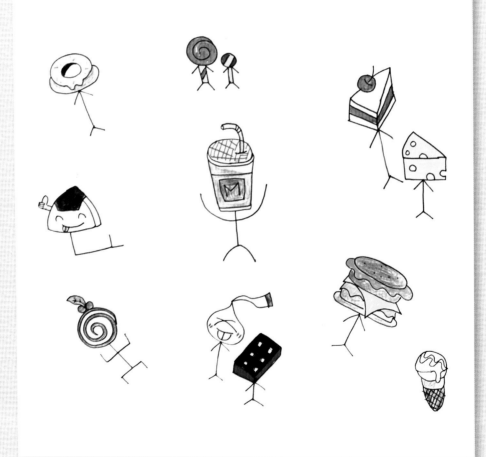

愛情有倦怠期，減肥則有停滯期，體重不降時，我用這 5 招對付它

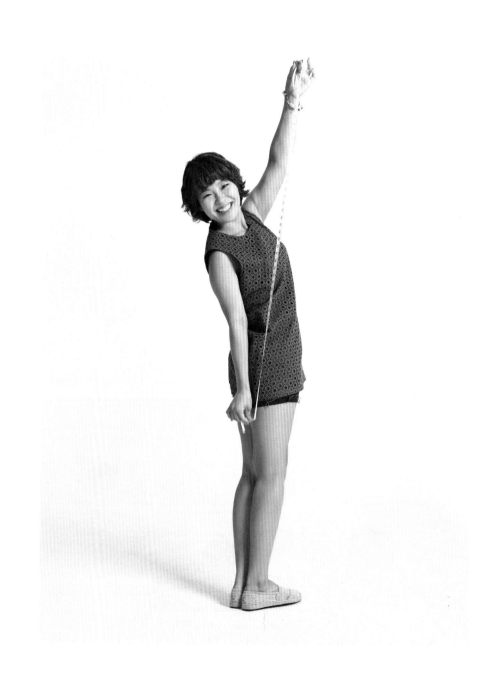

有上坡路就有下坡路，有快樂的事就有悲傷的事。只要減肥，就會碰上減重速度變慢然後停止的停滯期，不論做什麼都瘦不下來。每個人碰到停滯期的時間點皆不相同，結束的原因也不一樣。就如同很多撐不過倦怠期而分手的戀人們一樣，戰勝不了停滯期最後與減肥說再見的例子也不勝枚舉。

不過，請一定要記住，停滯期正是瘦身有成的最佳證據。「停滯期」是代表你很健康地持續在變瘦。不經歷一番風雨，又怎能看見絢麗的彩虹呢？

做到 5 件事，我這樣戰勝停滯期

❶ 不要一直量體重

一旦看見遲遲不下降的體重，便會因為心理上的負擔而更容易減肥失敗。減肥時，**面臨停滯期的原因在於體脂肪下降但肌肉量增加的緣故，這段期間與其站上體重計，我更建議使用皮尺測量**，只要發現數值變小，就會明白體重只不過是一個數字罷了。

❷ 撐過開始運動後的 10 分鐘

就算家裡有運動器材，要站上去也相當艱辛。不過，一旦開始運動，只要撐過前面 10 分鐘並瘋狂飆汗，就能運動長達 1 小時，揮灑汗水後，你一定會感到通體舒暢。

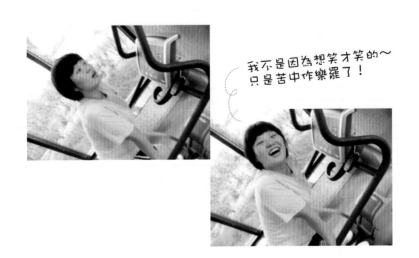

我不是因為想笑才笑的～
只是苦中作樂罷了！

❸ 改變吃的食物、拉長運動時間

停滯期通常在身體適應後才會出現，如果一直以來都是攝取動物性（牛肉或雞胸肉等）蛋白質，可以試著改吃植物性（豆腐或豆類等）蛋白質。此外，還必須拉長運動時間，假使運動時間不變，只要增加重量便能提高運動量。

❹ 在生活中尋找不同的樂趣

再怎麼好吃的食物，如果每天吃也會膩，這時請試著尋找箇中樂趣吧！如果本來是在健身房使用跑步機，不妨換成上街走路並欣賞人群；或是挑選一名搭手扶梯上樓的人，然後自己則走樓梯，和對方比賽誰先上樓。只要懂得尋找樂趣，便能在瑣碎的小事裡覓得快樂。

❺ 別刻意減少食量

許多減肥的人在碰到停滯期時會刻意少吃，但是一旦減少食量，肌肉量也會隨之減少，基礎代謝率便會跟著降低。只要熬過停滯期，體重就會再次下降，熬過來所得到的成就感會使減肥的意志力比先前更加熱血沸騰。**慢慢來就能瘦下來，絕不會有甩不掉的肥肉！**

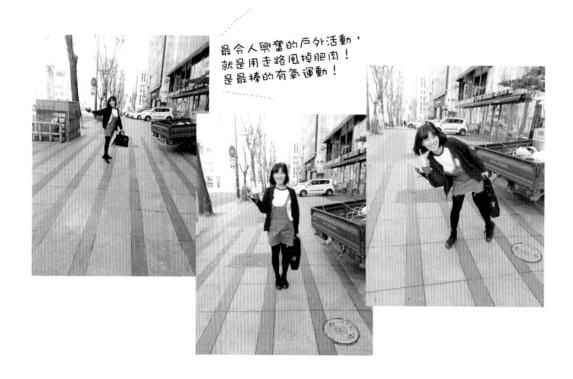

最令人興奮的戶外活動，
就是用走路甩掉肥肉！
是最棒的有氧運動！

莫名憂鬱也不想運動……，
希望我能抽中「休息」～！

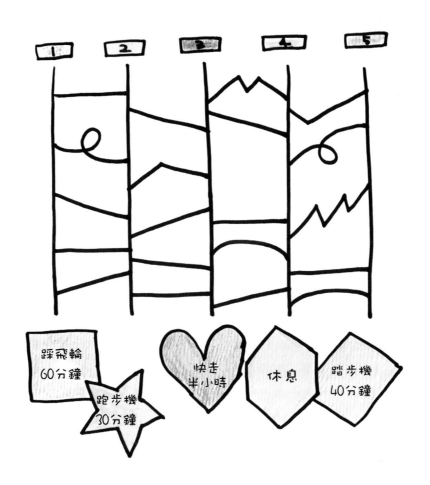

我選了 4 號，雖然很想抽到休息，
但結果卻是踩飛輪 60 分鐘
老天爺真是太無情了！！

生理期時的胖只是「水腫」，
結束後就會瘦回來！

　　減肥時，好朋友每個月總會來訪一次，就是所謂的生理期。這段時間身體或是情緒沒有任何變化的人只要像平常一樣吃和運動即可，然而大部分的女孩幾乎都會面臨經前症候群。

　　從生理期來的前一週起，便會感到不安、憤怒、脾氣暴躁、憂鬱。

　　若問造成這些狀況原因是什麼，答案是沒有任何原因，就是這樣！」氣色不好，就連體重也毫無變化，如果沒有變化也就算了，但體重偏偏往上增加。其實，體重增加是因為身體水腫，與脂肪無關。

　　如果對數字相當敏感，我建議生理期時暫時遠離體重計。以為只有這樣嗎？不知道為什麼食慾竟變得如此旺盛，儘管我頗能忍耐，但一碰到生理期，就會想吃甜食或是猛看外送廣告單。這期間無計可施，忍！忍！忍！只能忍ㄒㄒ

生理期結束後是減肥黃金期，不妨好好把握

　　相較於每天對自己好的男人，偶爾對自己好的壞男人更有魅力。減肥也是如此，假使每天都很愉快一定會膩，所以就當那是讓自己耍耍脾氣，不會感到枯燥乏味的「調劑品」，愉快享受它吧！

　　請記住，<u>生理期報到是身體健康的證據</u>，至少令人開心的是，生理期結束後的第一週是減肥黃金期。辛苦過後，必會嚐到體重下降的喜悅滋味。

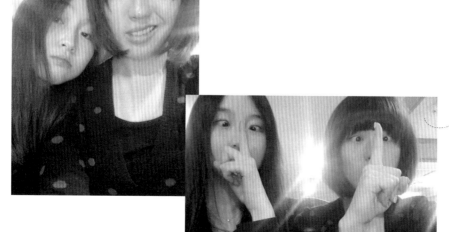

幸福加分的咒語
呀哩呀哩呀啦咻～

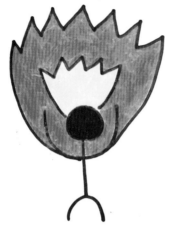

我要振作！
再次下定決心要
進行暴風式減肥法

沒有運動細胞
而淚流滿面的我

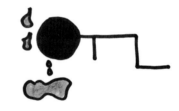

體力逐漸
增強

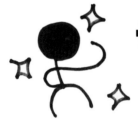

excellent

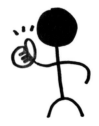

騎飛輪、爬樓梯會變成金鋼芭比？
騙人的啦！有肌肉才會瘦！

「常騎飛輪，腿好像會變壯。」

「手拿重物做手臂運動，手臂好像會變粗。」

「太常爬樓梯，好像會有蘿蔔腿。」

「我很容易長肌肉，如果進行肌肉鍛鍊，身材好像會變壯。」

我以親身經歷作保證，「絕對不會這樣！」騎飛輪腿會變壯？那是騙人的。我開始運動後，到目前為止騎飛輪的圈數早已繞地球 2 圈以上，但我的腿不僅沒變壯，反而瘦了一半。

手拿重物手臂會變粗？這也是騙人的。我開始運動後，到目前為止舉啞鈴早已超過數萬下，但我的手臂不僅沒變粗，原本宛如別人大腿般粗壯的手臂，如今也變得纖細。

爬樓梯會有蘿蔔腿？這也是騙人的。我開始運動後，到目前為止不知爬了多少階樓梯，不論各位再怎麼想像，絕對是超乎各位所能預期的。況且瘦身後，對我而言電梯或手扶梯早已不復存在，但我不僅沒有蘿蔔腿，反倒要感謝爬樓梯讓我擁有筆直的小腿。

進行肌肉鍛鍊身材會變得太魁梧？那麼我不早就變成金剛芭比了。總而言之，這些擔憂都是多餘的，根本是浪費時間。

就算都是 55 公斤，有肌肉看起來就是「瘦」

女性荷爾蒙旺盛的女人不太會長大塊肌肉，即使體重都是 55 公斤，脂肪多的 55 公斤與肌肉多的 55 公斤看起來完全不同。肌肉多的人看起來更瘦、更結實，就算吃的分量一樣，**肌肉多的人因基礎代謝率高，身體自行消耗的熱量也比較多，所以不會發胖**；脂肪多的人因基礎代謝率低，所以容易發胖。

為了完美有彈性的身材！為了大聲說出「我吃不胖」的豪語，別再瞎擔心，只要勤做有氧運動及鍛鍊肌肉就行了。別再說那些浪費唇舌的話，當個快樂運動的聰明減肥人吧！

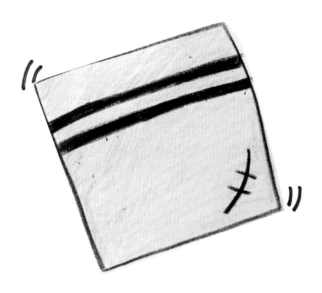

如果將身上的角質層去除乾淨，
體重會減輕嗎？
抱著一絲希望，早早爬起洗澡，
但是沒有任何效果。
果然，還是運動最棒啊！

「局部瘦身」不是狂減該部位的肥肉，是要增加會「燃脂的肌肉」！

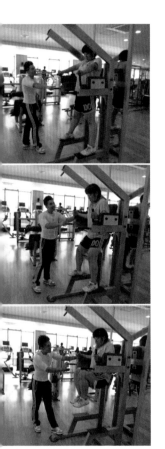

我經常被問到「該如何甩掉特定部位的肥肉」，可是真的能各別甩掉局部胖嗎？很遺憾，我給的答案是「不可能！」為了燃燒特定部位的脂肪，即使做的運動對於雕塑局部有效，也不會就此甩掉該部位的肥肉。

我開始錄製〈瘦身女孩〉後，一週內就瘦了 12 公斤，不過卻完全看不出來。儘管我真的做了瘦下半身的運動，大腿的肥肉卻絲毫不見減少，因為就算瘦了，也只是甩掉看不見的內臟脂肪。

內臟脂肪指的是囤積在內臟器官之間的脂肪，由於它是最先甩掉的脂肪，所以雖然已做了瘦下半身的運動，甩掉的卻是存於內臟的脂肪。

增加會燃脂的肌肉，肥肉就會消失

受到荷爾蒙的影響，減肥時，身體會依照固定順序變瘦，並不是做了某部位的瘦身運動就能甩去局部肥肉，**而是要針對想變瘦的部位來鍛鍊肌肉，使該部位的肌肉量增加，然後進一步讓堆積脂肪的空間消失。**

大腿是我最煩惱的部位，所以我做了許多下半身運動，先是甩掉臉部和上半身的肥肉，接下來是肚子和屁股，但大腿始終瘦不下來，害我一度以為「難不成大腿的肥肉甩也甩不掉？」可是我又對前面那段減肥時光感到不捨，所以沒有放棄繼續減肥，結果某天起，大腿的尺寸開始變小。

只要努力不懈，最想減的部位一定能瘦下來，所以千萬別輕易放棄。記住，**慢慢減就能瘦下來，養肌肉就會瘦！**

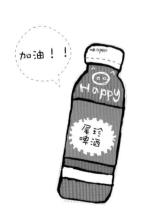

加油！！

Happy

崖珍啤酒

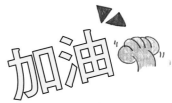

加油

我是綜合醫院

胖嘟嘟的我是綜合醫院，
雖然我現在有慢慢變得比較健康，
還是有些地方不太理想。
出門透透氣後返家，結果眼睛……
不用去醫院也知道是過敏性結膜炎，
即使這樣也不能不運動！～
在家騎完飛輪後，我拍下這張認證照！

喀嚓

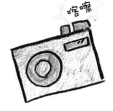

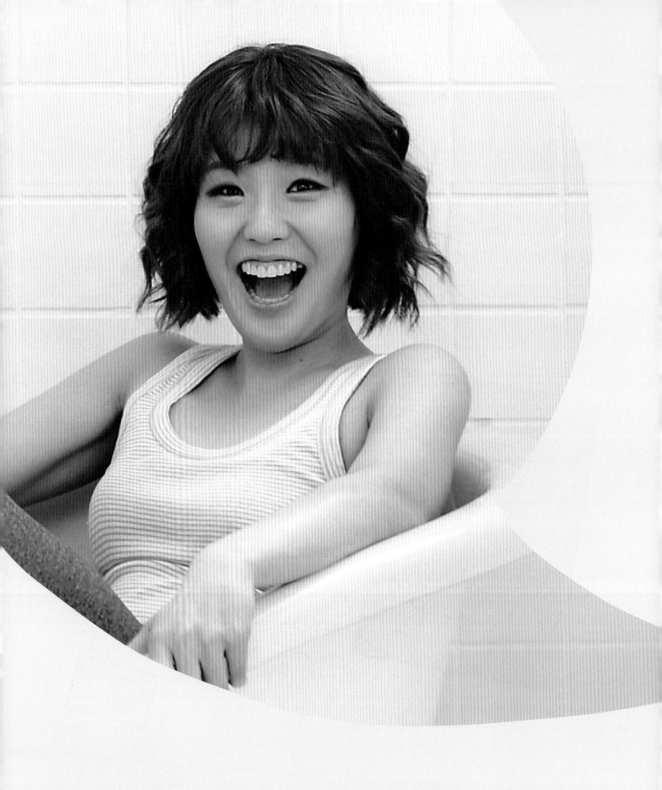

chapter **2**

約會、看電視、洗澡都能做的
43招超Easy懶人瘦身操

要能坐就不站的我去運動，實在是太困難了！
因此，我想出這套懶人瘦身操，除了看電視、洗澡及睡前外，
連約會都能瘦身喔！如果妳也是不愛動的懶妹妹，
不妨每天花10分鐘，跟我一起動起來吧！

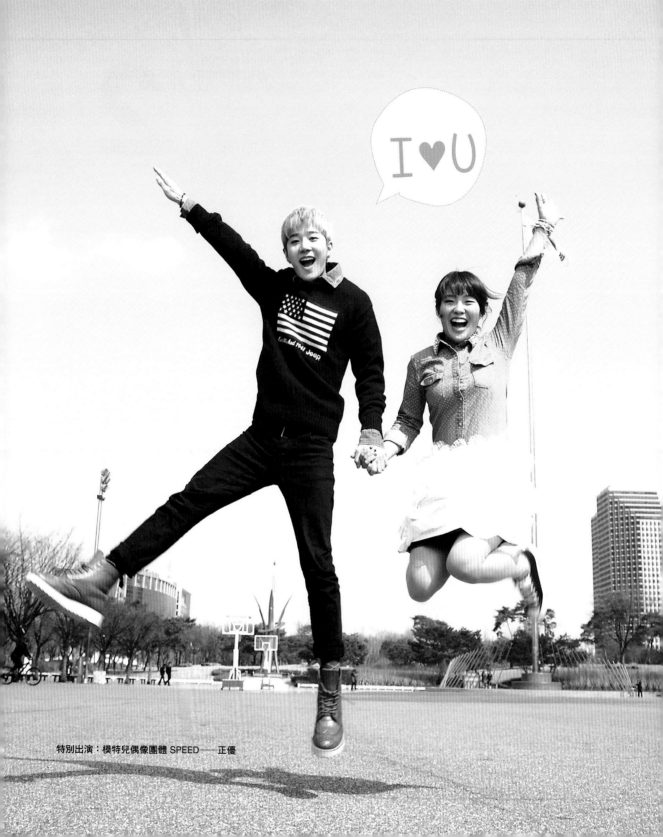

特別出演：模特兒偶像團體 SPEED——正優

看電影、逛超市，約會也能瘦的 4 種甜蜜蜜運動

大家常說，交男朋友會變胖。

所以我是因為擔心變胖才不交男朋友的嗎？

絕對絕對沒這回事啊！不談戀愛要怎麼活下去！！！

現在就讓我們一起偷看談戀愛又能瘦身的一石二鳥約會行程吧！Go Go！

相較於熱愛逛街購物的女人，大部分的男人本來就對逛街購物這件事感到枯燥乏味。

可是大家知道嗎？超市是能讓男女雙方進一步認識的絕佳約會場所。

除了彼此的飲食習慣，乃至於平常使用的洗髮精牌子都能自然而然得知；

此外，兩人肩並著肩一起買東西時，還能偷偷體驗一下新婚夫婦的感受，

再加上往返各超市買東西，不知不覺就能燃燒脂肪喔！

LOVE減肥 ❶ ♥ 大量消耗熱量的超市約會

❶ 用手提籃代替購物推車

　　只用眼睛看而不花錢買的購物行程，**1 小時能消耗 192 大卡**，此外還要加上提著手提籃及戰利品的重量！由於是兩人一起購物，宛如成為新婚夫妻的心情也讓愛情指數不斷向上攀升！

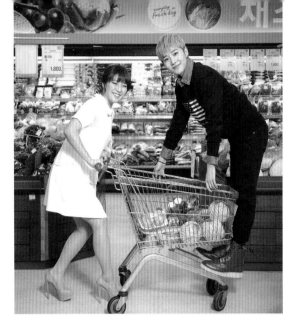

❷ 用推車重現電影場景

重現電影的某一場景，暫時體驗一下當電影演員的機會，再加上男友的體重，對於消耗熱量來說，超級有益！

❸ 仔細逛遍超市的各角落

仔細逛逛宛如迷宮般的超市吧！雖然活動量會大增，卻能拉長彼此的相處時間，並加速腎上腺素分泌，瘦身更快速！

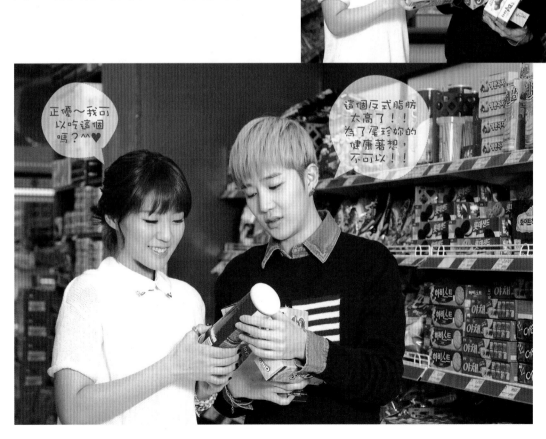

66

對於那些拿爸媽給的零用錢，或是自己打工賺錢的大學生而言，
選擇開銷大的約會地點難免會感到有些負擔。這種時候，學校也能變成兩人的浪漫約會地點。
光是在校園裡牽手散步就很愉快，同時也是健走的最佳場所喔！

99

LOVE減肥 ❷ ♥ 談情說愛也能瘦的校園約會

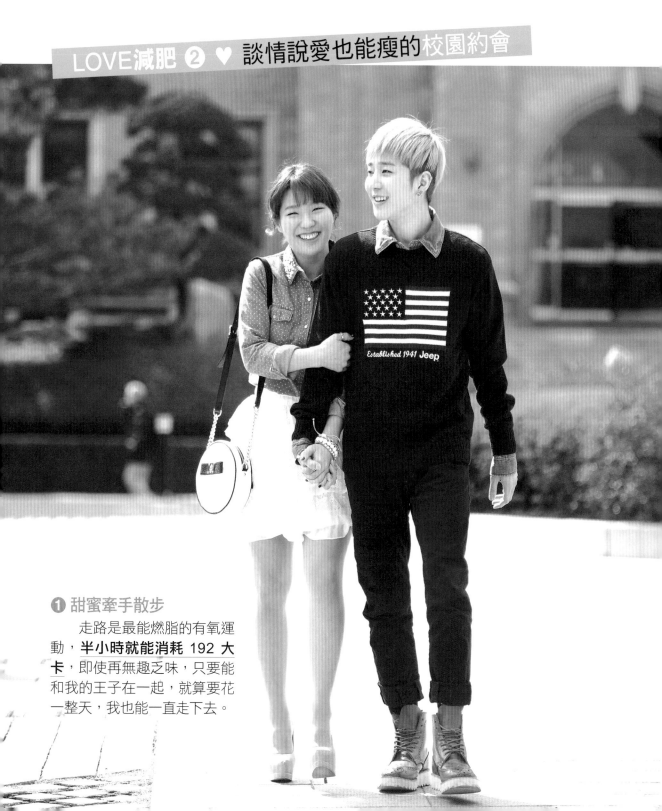

❶ 甜蜜牽手散步

　　走路是最能燃脂的有氧運動，**半小時就能消耗 192 大卡**，即使再無趣乏味，只要能和我的王子在一起，就算要花一整天，我也能一直走下去。

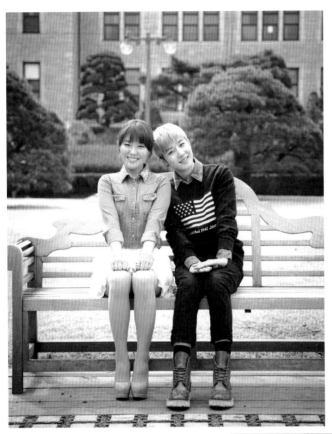

❷ 用自拍模式來拍照

別再請別人幫忙拍照或是拍只有臉部出現的自拍照了！彼此輪流設定倒數計時器，然後再跑去按快門拍照吧！

為了抓準時間，需要快速往前衝，完全不輸給短跑選手，還能輕鬆消耗卡路里。

❸ 輕坐在男友背上

考驗男友的體力，順便享受浪漫，**10 分鐘就能消耗 49 大卡**喔！為了讓自己體重輕一點會稍微蹲坐，這就是女人的心理！

因此坐在男生背上的女友也能感受到肌力訓練的效果喔！然後嘴裡說著：「親愛的，我很重嗎？」同時變身成發出嗲聲嬌氣娃娃音的小野貓！

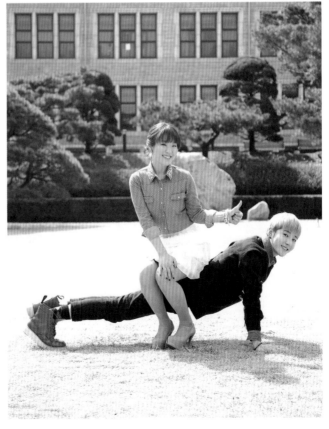

❹ 互相打情罵俏

　　讓彼此更加認識的方法就是一邊聊天，一邊打情罵俏，**每 30 分鐘就能消耗 84 大卡**！可是萬一鬧到分手，很有可能會大哭，因此千萬要小心喔^^！

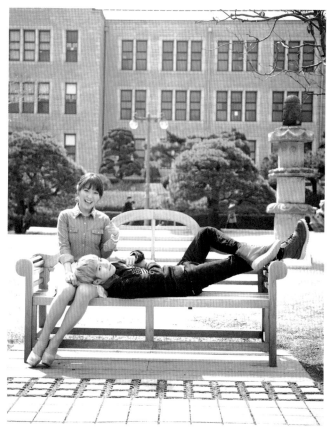

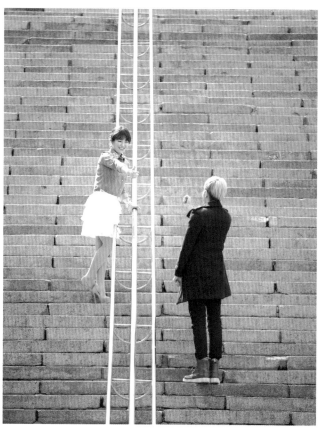

❺ 在階梯上玩剪刀石頭布

　　對我們而言，階梯也能成為傳達愛意的地點，**10 分鐘能消耗 58 大卡呢**！儘管玩剪刀石頭布，讓贏的人往上走一步的遊戲很老套，卻是屬於情侶們的最佳回憶！

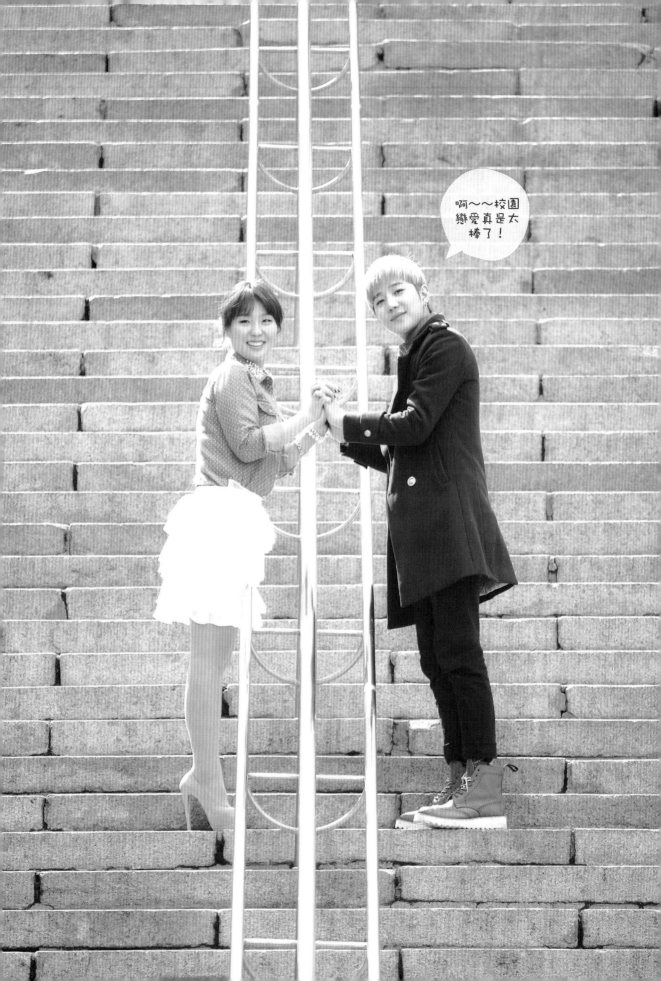

試著幻想一下在公園約會的場景，情侶們攤開野餐墊，吃著精心準備的餐盒，
或是看書、小睡片刻、看孩子們嬉戲玩耍、談笑風生等，
公園無疑是個悠閒自在的休息場所。現在就讓我們遠離都市，
在寬廣的公園裡盡情玩樂吧！

LOVE減肥 ❸ ♥ 邊野餐邊運動的公園約會

❶ 甜蜜的臉頰 kiss

如果每 1 分鐘接吻一次，1 小時就能消耗 228 大卡，不妨假借要減肥而索吻吧！
哈哈哈，這簡直是世界上最棒的運動，至於更深入的部分就請大家自行想像吧！

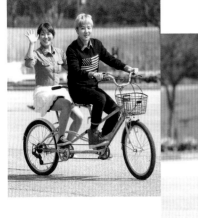

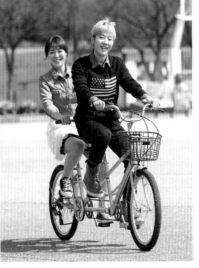

② 騎雙人腳踏車

　　同心協力一起騎協力車，**30 分鐘可消耗 210 大卡**，是情侶們必做的浪漫約會行程喔！

③ 玩「來抓我呀」遊戲

　　情侶們必玩的經典代表遊戲，也是有氧運動的一種，**30 分鐘可消耗 240 大卡**。雖然看起來很恩愛，但務必在人煙稀少的地方進行，否則容易被丟石頭，哈。

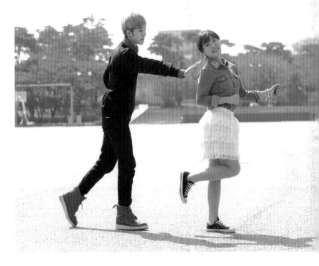

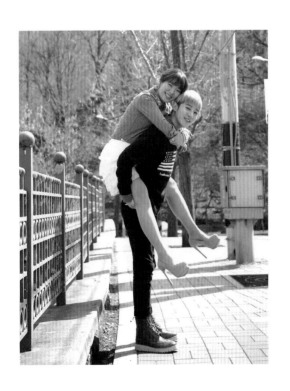

④ 讓男友背自己

　　我想無論是誰一定都知道肢體接觸的重要性，就算雙腿一點也不痠痛，也要死皮賴臉地叫男朋友背！如果男朋友也要求妳背他，不妨告訴他「我力氣很大」，展現一下另類的女性魅力，如何呢？

與男友共度的約會行程中，最常去的地方就是電影院！

這裡不僅是一起看電影、培養默契的最佳場所，也是兩人偷偷牽起小手，展開第一次肢體接觸的地點。

電影院內的必備品當然少不了爆米花或飲料！

吃爆米花時，兩人的手同時放入爆米花桶內輕觸的戲碼，

或是你一口我一口喝著插有同根吸管的飲料，光是想像這個畫面就足以令人頭昏眼花。

但是，爆米花含有反式脂肪，含糖量超高的飲料更會使我們發胖，這事實真讓人難過。

不過，只要稍加注意，在電影院約會也能相當輕鬆自在！

LOVE減肥 ❹ ♥ 促進減肥激素分泌的電影約會

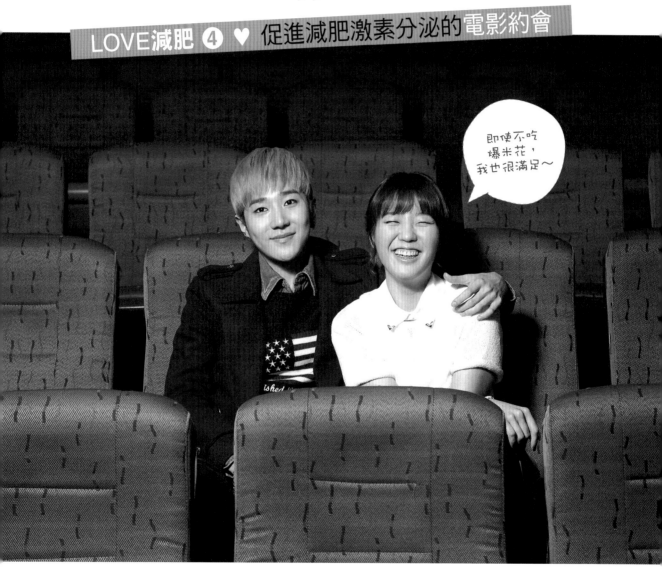

即使不吃爆米花，我也很滿足～

❶ 並肩坐著看電影

　　雖然光是坐著看電影就能消耗卡路里，可是與心愛的情人一起看時，心跳頻率會噗通噗通的增快，**1 個半小時可消耗 100 卡喔！**

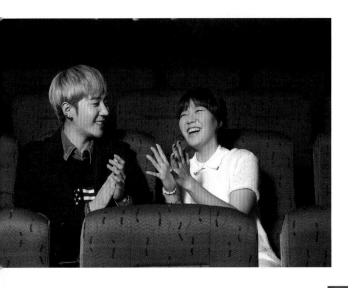

❷ 隨劇情大哭或大笑

看喜劇電影時，哈哈哈的放聲大笑；看悲傷電影時，哭得死去活來。**大笑 10 分鐘，可消耗 40 大卡**，反應越熱烈，消耗的卡路里越多。因為大笑時的耗氧量是平常的 2 倍，能增加有氧運動的功效。

❸ 邊看邊做抬腿運動

剛開始只是鬧著玩，結果卻變成男朋友雕塑六塊肌的大作戰？雖然在電影院做這個運動很像在開玩笑，可是真的可以消耗卡路里喔！**10 分鐘能耗掉 40 大卡呢！**

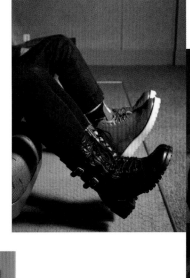

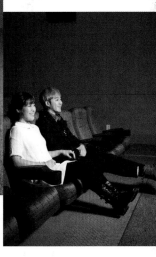

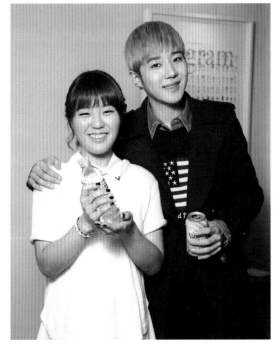

❹ 用白開水取代市售飲料

似乎來到電影院就非買飲料和爆米花不可！與其吃這些垃圾食物，倒不如用白開水來滿足空虛的味蕾吧！

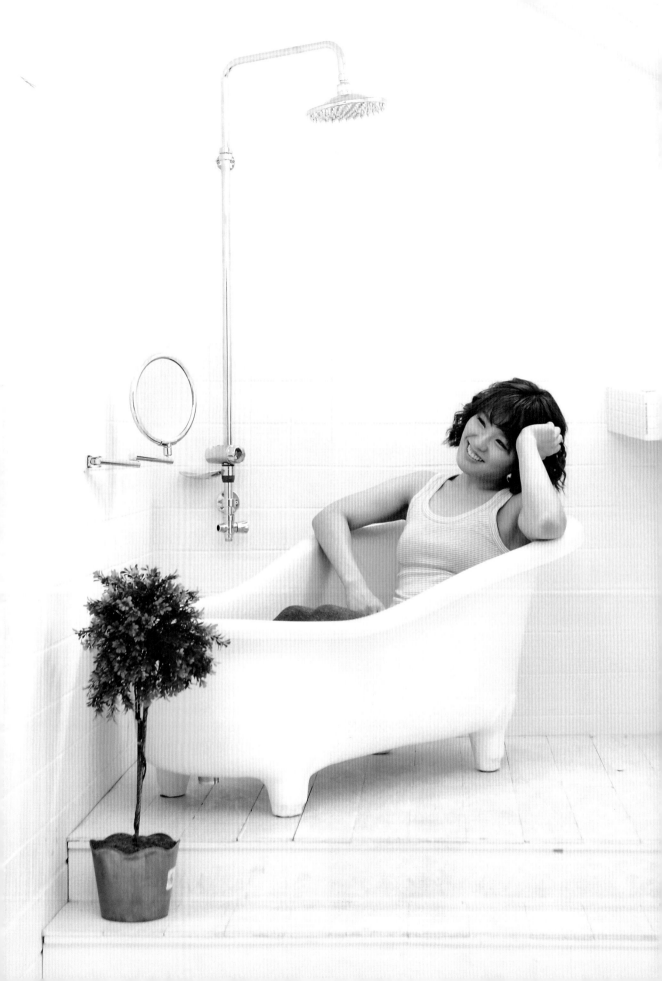

健身房 NO！
洗澡、看電視，
15 招在家就能做
的瘦身操

誰說一定要挪出時間，弄得滿身大汗才叫運動？

養成在日常生活中勤加活動的習慣，就是最棒的運動！

接下來要介紹睡覺、看電視，平常就能做的懶人瘦身操！

踏步就能塑腿的 上下踏步瘦腿操　30回

雙腳輪流踩到書本上，左右腳各踩 1 次為 1 回，共做 30 回。

❶ 如果右腳先踩，就要右腳先下；左腳先踩，就要左腳先下。

❷ 做此項運動時，為了不使書本移動，建議使用厚重書籍或是先將書本固定好。

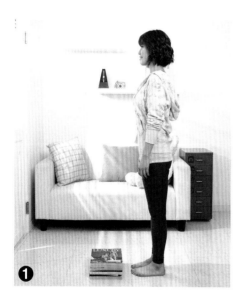

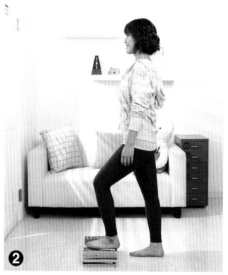

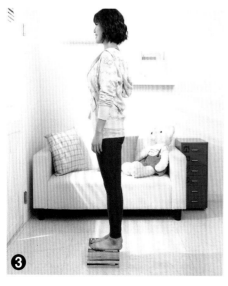

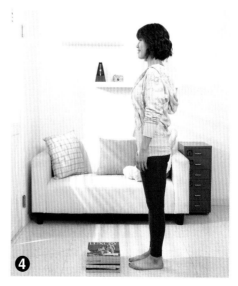

在家就能練有氧的 原地慢跑練肌操 3回

1 回做 3 分 30 秒，共做 3 回。

❶ 先原地慢走 30 秒後，再用全力跑 2 分鐘，最後用快走 1 分鐘結束。
❷ 快走後，再回到動作❶重新開始。

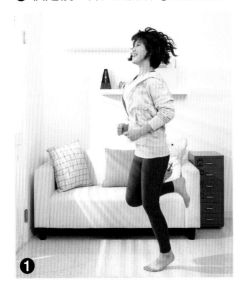
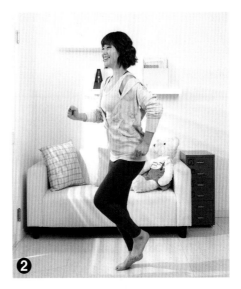

動作簡單又能練肌的 空手跳繩肌力操 3回

雙手前後各轉 50 次為 1 回，共做 3 回。

❶ 抬頭挺胸站好，想像手中握有跳繩。
❷ 邊原地跑步，邊雙手向前畫圓 50 次，再向後畫圓 50 次。

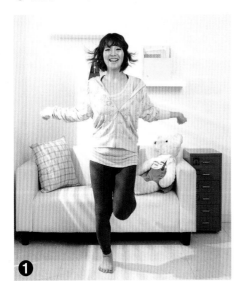
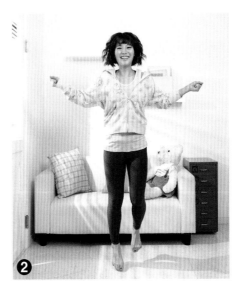

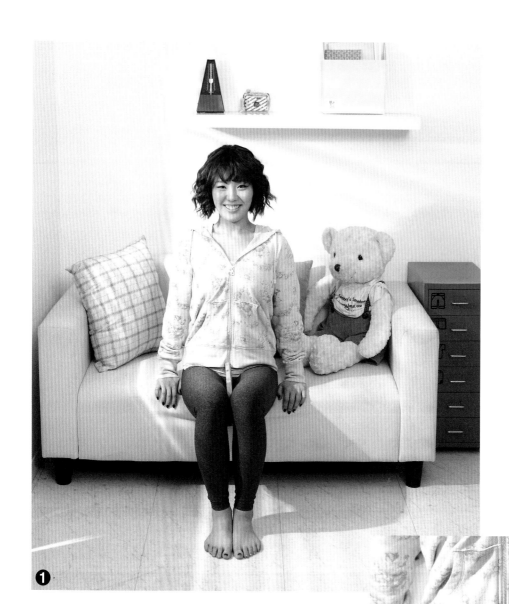

①

用書來瘦腿的 內側夾書塑腿操 `30分`

1 次夾 30 分鐘，在看電視時做效果最好。

❶ 腰部挺直並坐在椅子最前端，將 1 本厚度約 5 公分的書夾在大腿內側，內側肌肉要使出最大力氣，同時也要將小腿併攏。

❷ 建議使用有重量感的書，只要抬頭挺胸坐姿端正，腹部和腰部自然也會施力，達到美腹及瘦腰的效果。

②

利用毛巾塑身的 強力燃脂毛巾操　3回

1 回停留 5 秒鐘，共做 3 回。

❶ 用毛巾牢牢將膝蓋上方繞緊，然後雙手施力將大腿併攏；相反地，大腿則是施力向外張開，並維持該動作 5 秒鐘。

❷ 不僅具有雕塑大腿外側線條的效果，同時也能滅掉蝴蝶袖。

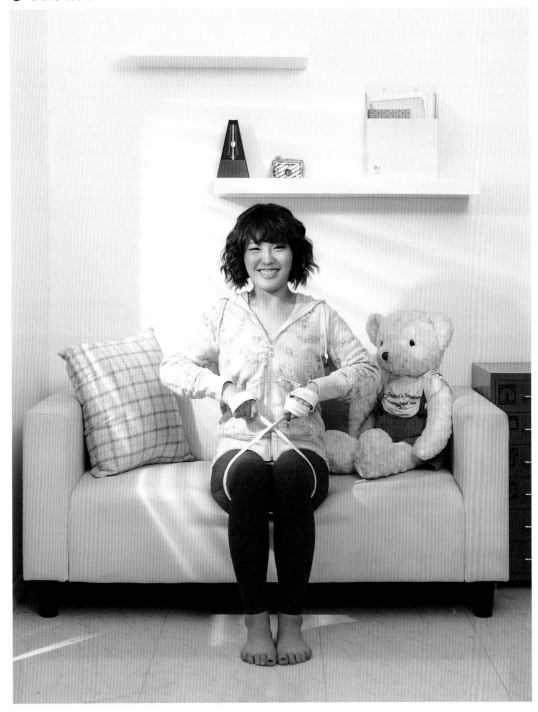

躺著就能美腰平腹的 **超人俯臥瘦肚操** `20次`

此動作能增強腹部和腰部肌力，塑造美麗的腰部線條。

❶ 身體俯臥，腳背貼緊床面，雙手往頭部方向伸展。
❷ 臀部夾緊，雙臂與雙腿同時施力往上抬，使身體呈現超人姿勢，並維持 5 秒鐘。

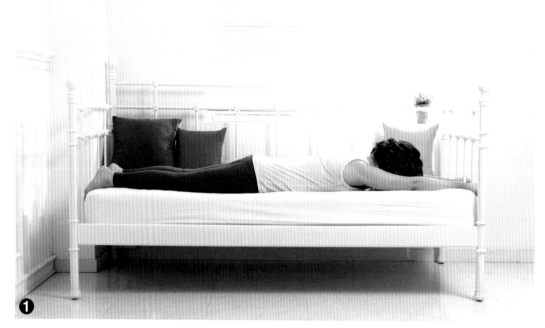

❶

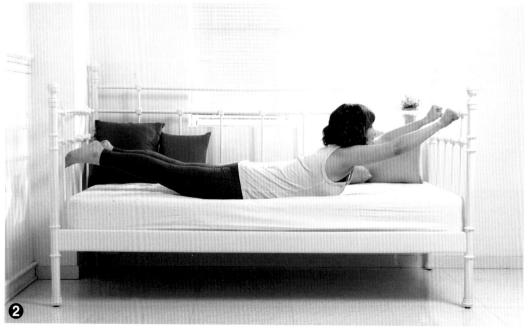

❷

強力伸展臀部的 橋式向上提臀操　**20次**

此動作能使臀部肌肉變得緊實，有助於提臀並消除腹部贅肉。

❶ 雙腳張開與肩同寬，然後屈膝躺下，腰部緊貼床面。

❷ 臀部夾緊並抬起骨盆維持 5 秒鐘，這時手臂和肩膀必須牢牢固定在床面上。
　臀部放下後盡量別接觸床面，再回到動作❶，重新開始。

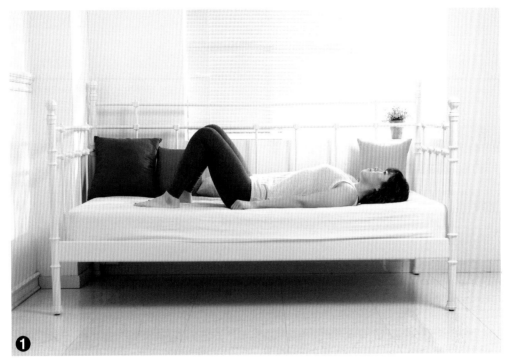

❶

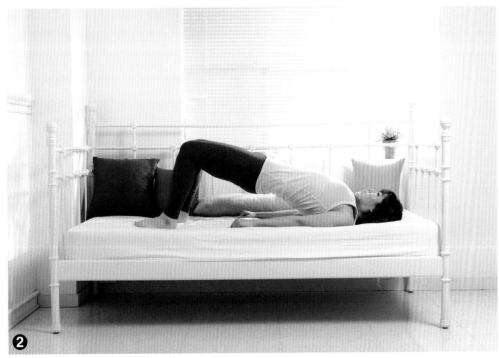

❷

讓骨盆也能呼吸的 **躺姿抬腿骨盆操** `20次`

此動作能美化骨盆曲線，改善錯誤的身體姿態。

❶ 平躺，並將雙手放在臀部兩側。
❷ 腹部施力再抬起雙腿，維持 5 秒鐘；雙腿盡量別接觸床面，然後反覆抬起再放下的
　動作。

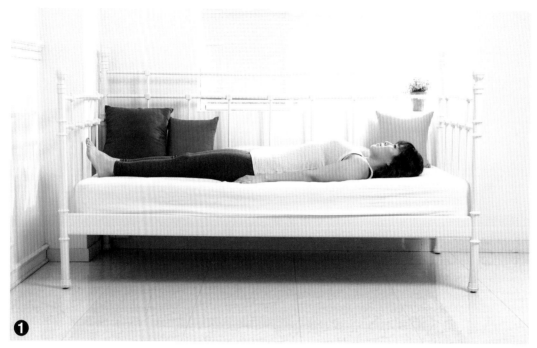

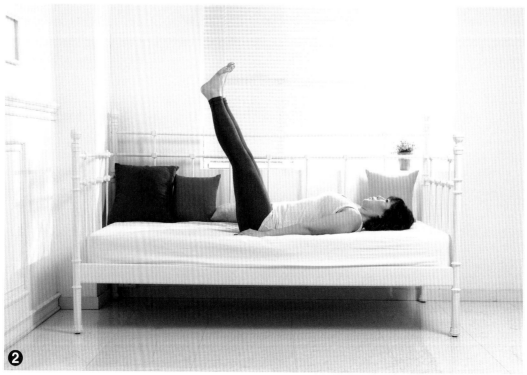

一個動作就能瘦肚子的 仰式屈體美腹操 20次

這個動作能消除肚子的贅肉，打造平坦腹部。

❶ 屈膝躺下，雙眼直視天花板，雙手則放在頭部後方。
❷ 盡量將膝蓋往胸部方向收起，並利用腹部的力量撐起上半身，注意切勿使用頸部的力量撐起上半身。

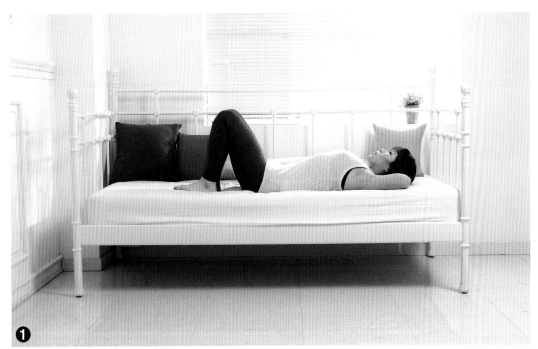

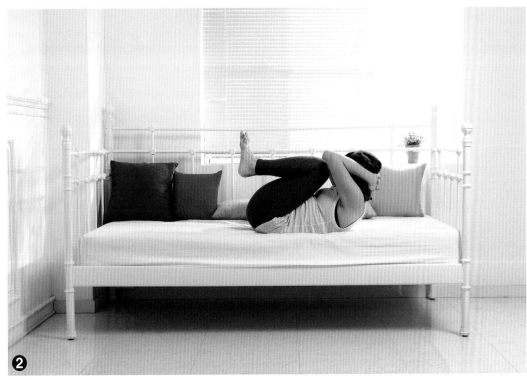

讓下半身不水腫的 躺姿向上瘦腿操 **20 次**

這個動作能防止下半身水腫，打造纖細的雙腿。

❶ 平躺於床上，視線看向上方，雙臂則置於身體兩旁。
❷ 抬起雙腿至頭部上方，停留 5 秒鐘後，用下腹部的力量讓身體回復到動作 **❶**。

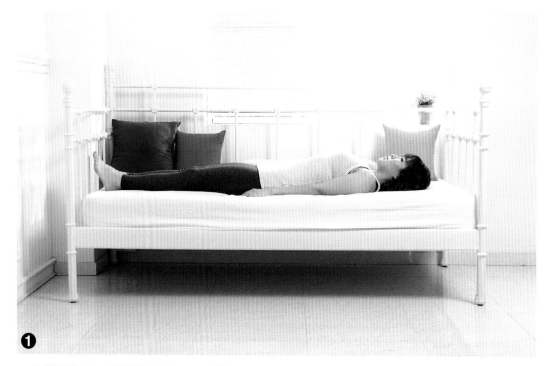

❶

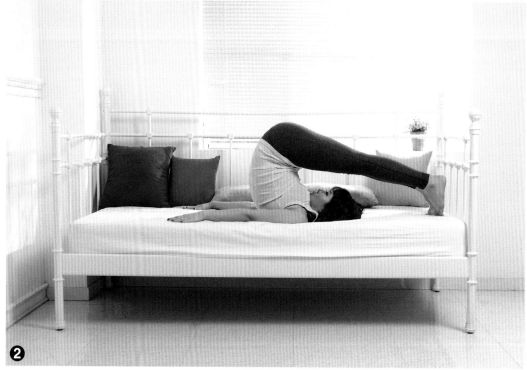

❷

打造筆直雙腿的 空中腳踏車運動 20 次

這個動作能舒緩堆積在下半身的疲勞，讓腿部線條更漂亮。

❶ 平躺於床上，雙手置於身體兩側。
❷ 雙手支撐腰部後，將雙腿向上抬起，像踩腳踏車一樣活動雙腿。

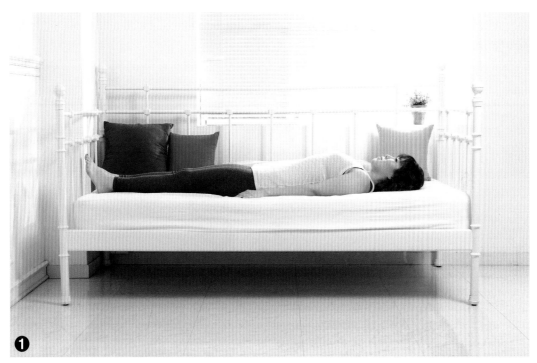

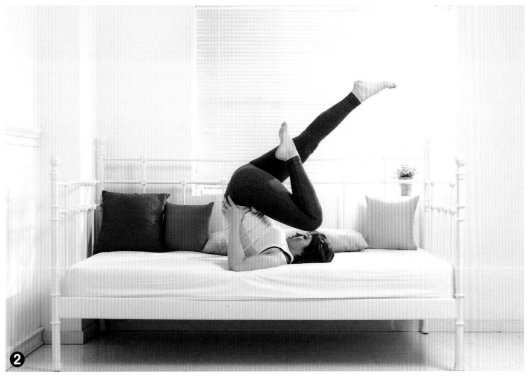

邊洗頭邊瘦腿的　雙腿打直運動

這個動作能刺激大腿後側肌肉，有助於雕塑美麗的腿部線條。

洗頭時雙腿要併直靠攏，保持腿部不彎曲，直到洗好為止。

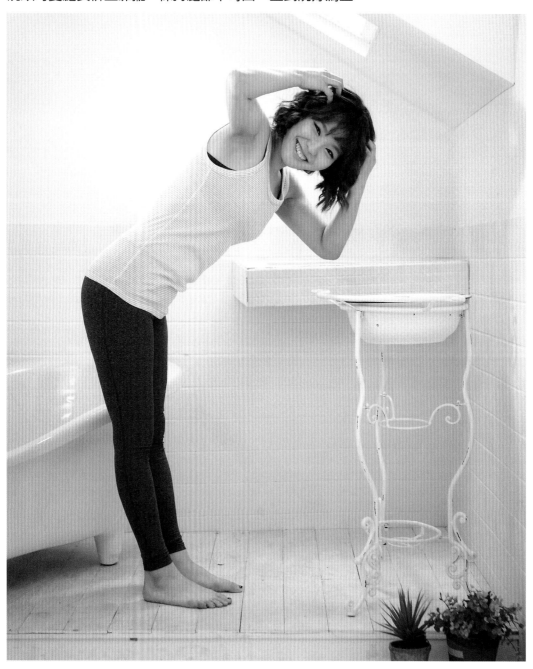

刷牙也能雕塑下身半曲線的 起立蹲下運動

使臀部及大腿肌肉繃緊，有助於塑造纖細的下半身。

❶ 先抬起右腳，左腳則蹲下直到膝蓋彎曲呈 90 度為止，再維持該動作 5 秒鐘。
❷ 回到動作❶，重複相同的動作。

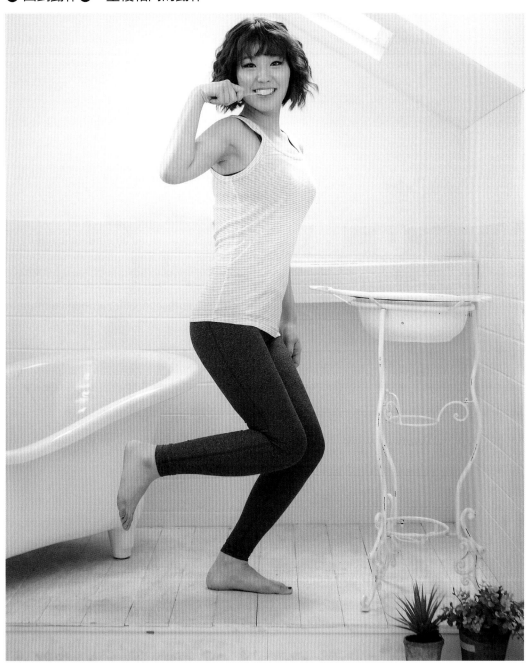

美化手臂及肩線的 毛巾上拉伸展操 3回30次

上下來回伸展算一次，每回 10 次，共做 3 回。

❶ 雙手抓著毛巾並將毛巾往下拉，維持該動作 5 秒鐘。
❷ 再將毛巾往上拉，也維持 5 秒鐘。

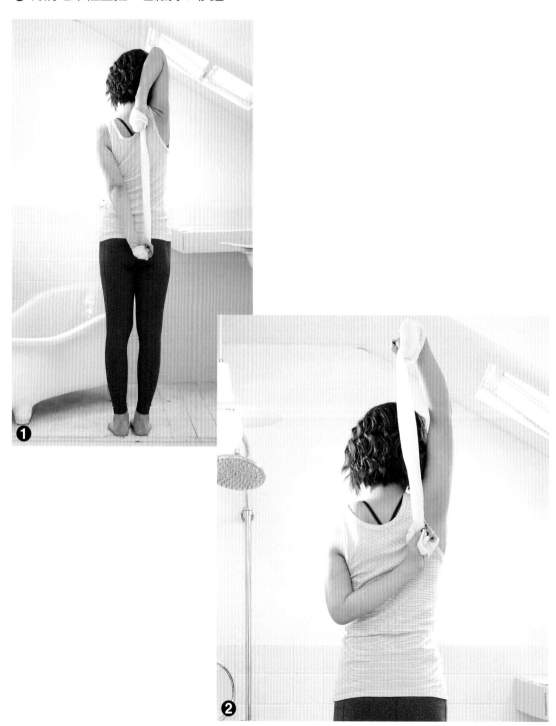

消除疲勞與壓力的 暖呼呼半身浴　1次30分

　　使用介於 38～40℃且比體溫稍高的溫水，水的高度則是到胸口下方最恰當。建議可以邊喝冰開水邊泡澡，最多泡 30 分鐘就要起來喔！

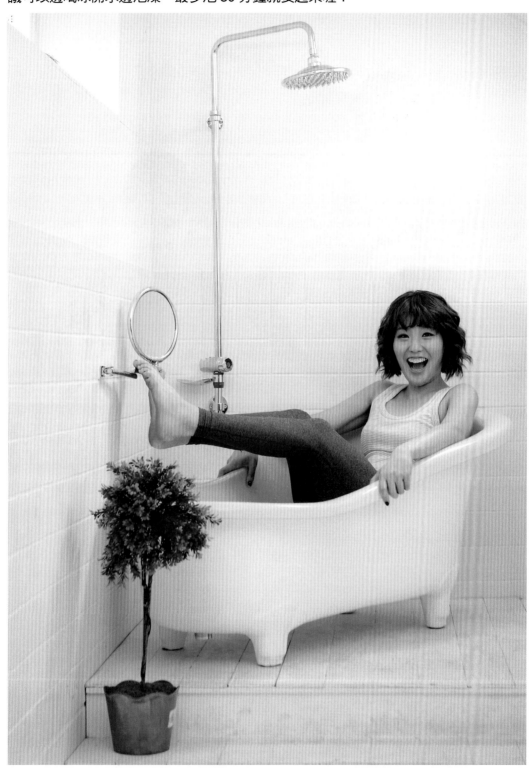

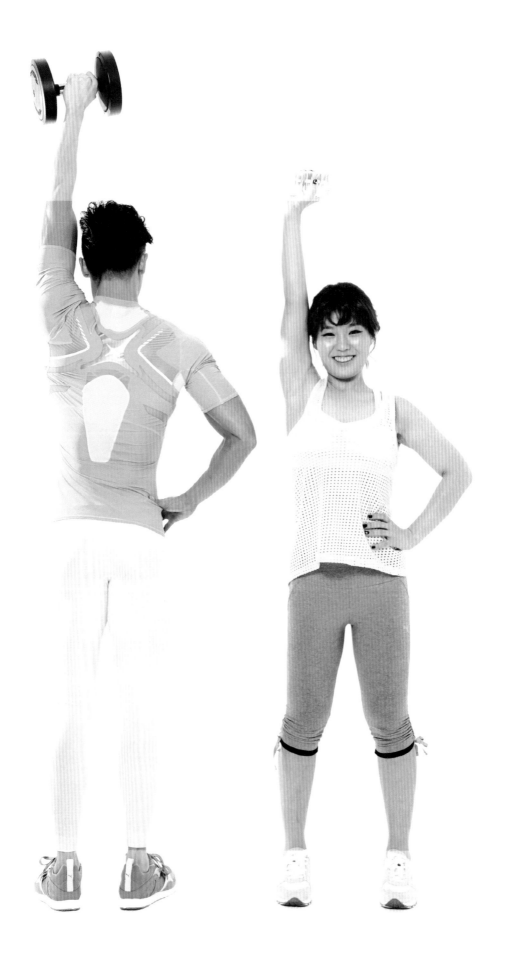

有肌肉才會瘦！
提升肌力、練曲線的 24 招養瘦肌肉操

不使用特殊器材，也無須花大錢，

只要有堅韌的意志力，便能塑造出讓人驚豔的好身材。

每天花 10 分鐘，就能讓鏡子裡的自己更美麗、更漂亮。

減肥別光說不做，要身體力行！現在就開始動起來吧！

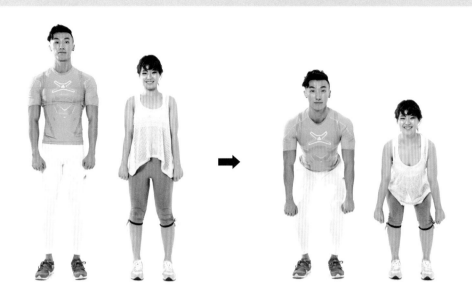

★ 硬舉瘦手臂運動　　3 回共 30 次

此動作能刺激全身上下肌肉，打造勻稱體態，啞鈴也可用礦泉水瓶代替。

❶ 雙腳張開與肩同寬，腰部打直後用大腿力量讓身體往下蹲，再回到原來動作。

❷ 為了不讓雙手在身體往下蹲時碰到膝蓋，站立時，握有啞鈴的雙手間距要大於肩寬。

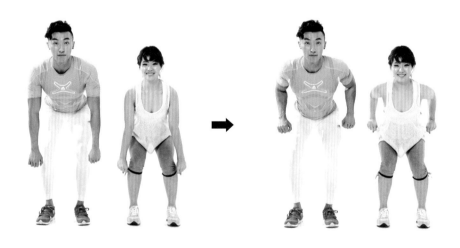

★ 划船式美背操　　3 回共 30 次

此動作能訓練下腰部位的柔軟度，也能雕塑美麗的背部肌肉。要注意的是，盡量別移動上半身和頭部；背部也不要拱起，運動效果會更好。

❶ 雙臂張開與肩同寬，臀部向後移，上半身向前傾並盡可能與地面平行。

❷ 雙眼直視前方，雙臂往下腹部方向拉，使背部肌肉收縮。

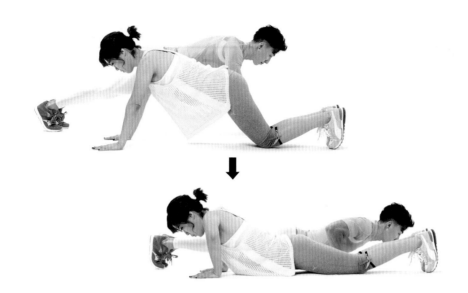

★ 伏地挺身運動　`10次`

雙臂打開到比肩膀寬時，有助於鍛鍊胸部；若比肩膀窄，則有助於鍛鍊手臂，記得切勿用胸部或腰部抬起身體。

❶ 雙臂張開，間距比肩膀稍寬，接著手臂彎曲，胸部向下接近地面，然後再伸直雙臂，回到原來的動作。

❷ 動作熟練後，也可以讓膝蓋離開地面再進行。

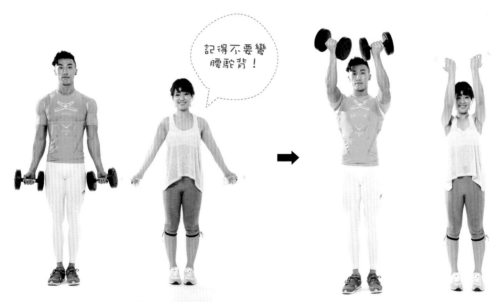

記得不要彎腰駝背！

★ 立姿飛鳥美胸操　`10次`

此動作讓人聯想到鳥的振翅模樣，除了雕塑背部，也能同時刺激胸部肌肉，打造彈性十足的豐挺胸部。

❶ 將啞鈴擺放在大腿兩側，身體站直。

❷ 將握有啞鈴的雙手高舉至臉部上方，之後再放下。

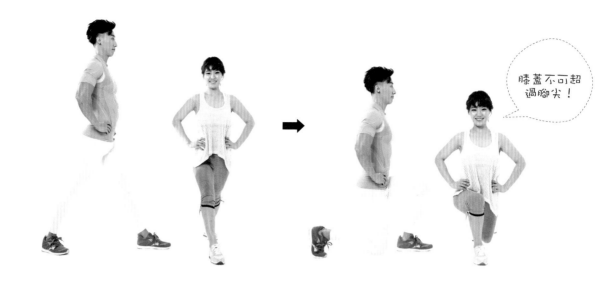

膝蓋不可超過腳尖！

★ 弓步翹臀運動 　3 回共 30 次

此動作能打造翹臀微笑線，不過要注意，背部和腰部必須確實挺直，不駝背。

❶ 原地站好並將雙腳打開，約打開至一大步的距離。

❷ 上半身挺直，將右腳向前跨出去並彎曲。

❸ 回到動作❶後，換左腳向前跨出彎曲再收回。

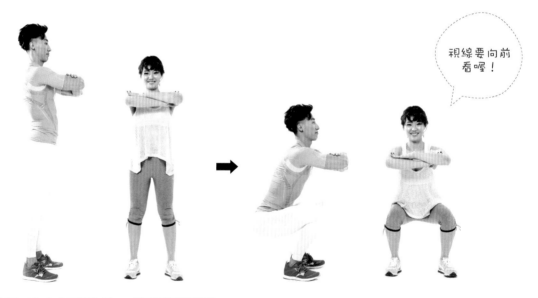

視線要向前看喔！

★ 深蹲瘦腿運動 　3 回共 30 次

進行此動作時並不是使用膝蓋彎曲的力量，而是將身體重心放在後方，並將臀部向後移，因此膝蓋不能超過腳尖。大腿只要有感覺被伸展，就能擁有美麗的下半身曲線。

❶ 雙腳打開至與肩同寬，雙手在胸前交叉平舉。

❷ 腰部打直後將臀部向後移，然後身體慢慢向下蹲，往下坐再起身。

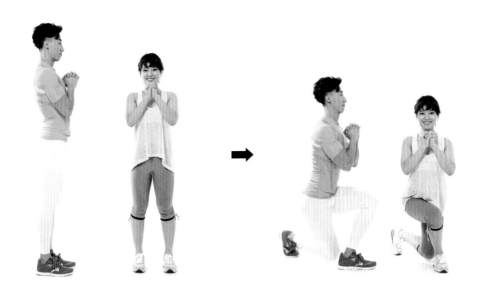

★ 交叉弓步肌力操　3回共30次

能刺激雙腿內外側肌肉，打造筆直的下半身曲線，腿部容易水腫的人可常做。

❶ 站姿，雙眼直視前方，接著蹲下，將右腳往前交叉踏向左腳前方，上半身挺直。

❷ 左腳的膝蓋盡量接近地面並往下坐，再起身回到動作❶。

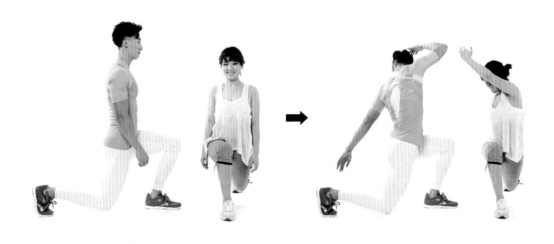

★ 轉體弓步扭腰操　3回共30次

此動作能刺激兩側骨盆及雙腿內側，雕塑腿部線條，並使臀部曲線更美。此外，也能同時刺激手臂外側，打造纖細的手臂線條。

❶ 將右腳向前跨出，同時扭轉右側的腰部肌肉，像上方照片所示延展左側的腰部肌肉。

❷ 回到動作❶後，換邊再進行。

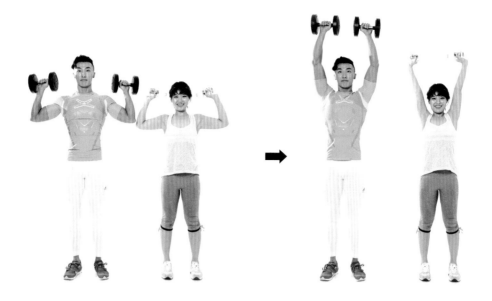

✱ 啞鈴推舉擴胸操　3回共30次

此動作能放鬆與收縮胸肌，塑造有彈力的胸部與手臂，就算是小胸一族也能做，並非胸部豐滿的人才適合喔！

❶ 雙手握住啞鈴，並將握有啞鈴的雙臂高舉貼緊耳邊。

❷ 慢慢將啞鈴下拉至耳垂旁後，再向上推舉。

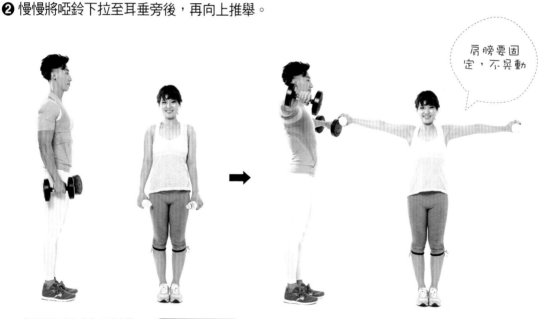

✱ 側平舉美肩操　3回共30次

進行時，稍微將手腕往內側收，拳頭和手肘要盡量舉至相同高度，上半身不能晃動，運動效果才會顯著。

❶ 站姿，雙手握住啞鈴。

❷ 將啞鈴舉起，使手肘和肩膀呈一直線，然後再慢慢放下。

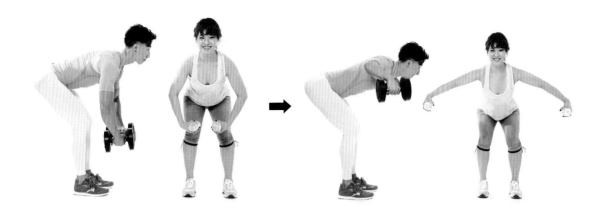

★ 黃金比例美體操　[3 回共 30 次]

肩膀一旦太窄，臉就會看起來很大，此動作能讓肩膀線條更美麗，穿衣服會更好看。動作時，必須盡量讓雙臂高舉至呈一直線再放下，且不能移動上半身或膝蓋，手的高度也不要超過肩膀。

❶ 雙手握住啞鈴，並自然垂放與地面平行。

❷ 手肘微彎，並將啞鈴舉至與肩膀同高後再慢慢放下。

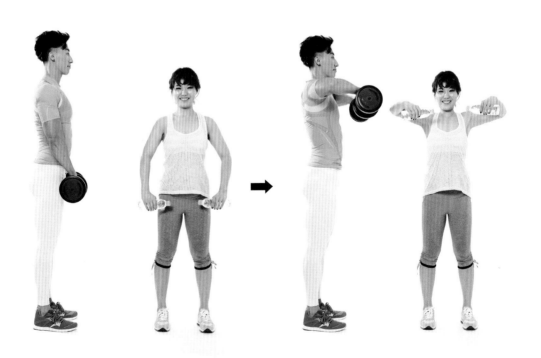

★ 直立划船鎖骨操　[3 回共 30 次]

此動作是為雕塑鎖骨與肩膀線條而設計，手肘要高舉至超過肩膀才會有運動效果。

❶ 雙手握住啞鈴，讓雙手距離與肩同寬。

❷ 如同抬手一般，將啞鈴向上拉至胸口上方，再慢慢放下。

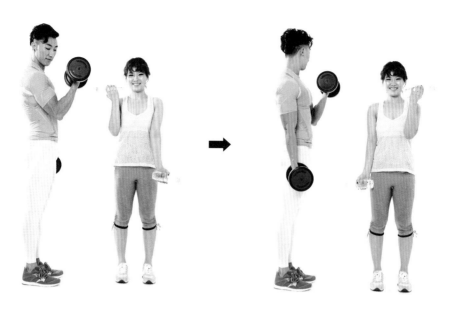

✱ 手臂彎舉甩肉操　[3 回共 30 次]

此動作能集中鍛鍊前臂肌肉，塑造筆直手臂線條。

❶ 站姿，雙手握住啞鈴。

❷ 雙手輪流將啞鈴舉至下巴下方。

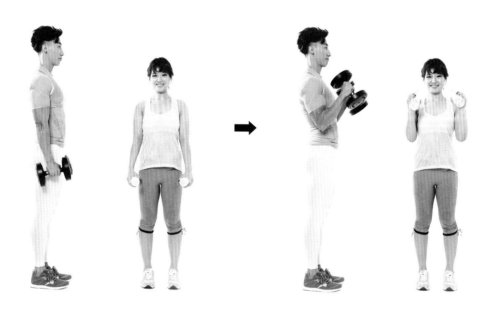

✱ 槌式前臂運動　[3 回共 30 次]

此動作推薦給前臂較壯的人，進行時，注意別讓手肘向後移動，也別緊貼於腰際，必須間隔一些空間。建議將手肘固定，只移動前臂運動就好。

❶ 雙手掌心向內，再握住啞鈴站好。

❷ 將啞鈴舉至肩膀，然後再慢慢放下。

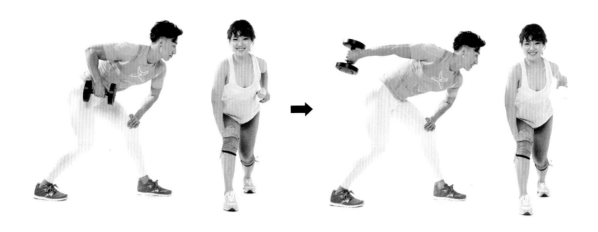

★ 單手後屈伸運動　　3回共30次

此動作能打造筆直的雙臂,將手臂舉起後維持5秒再放下,運動效果更佳。

❶ 握住啞鈴,上半身向前微傾,然後手肘彎曲向後上方舉起,直到前臂與地面平行。

❷ 手肘向後打直,使手臂呈一直線後再彎曲收回。

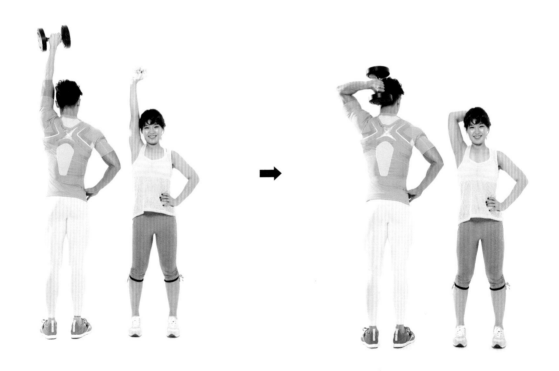

★ 三頭肌伸展運動　　3回共30次

此動作是針對打造緊實的雙臂而設計,但要注意切勿過度使用肩膀的力量。

❶ 用一隻手臂握住啞鈴,再高舉至頭頂上方。

❷ 慢慢將啞鈴下拉至頭部後方,再向上舉起。

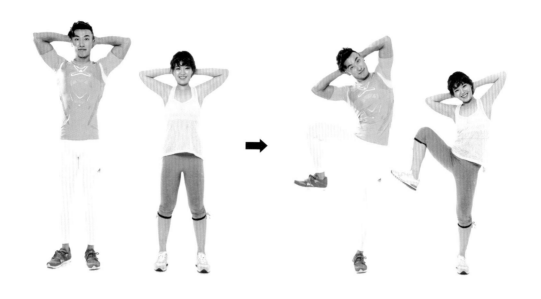

✱ 腹斜肌瘦腰操　[3回共30次]

此動作有助於瘦腰，若想要提高難易度，用腳踩地面時，可改成使用腳尖。

❶ 雙腳張開與肩同寬，雙手十指緊扣放在頭部後方。

❷ 右腳往側邊抬起，膝蓋盡量與右手肘接觸，腰部則自然彎曲，再換邊動作。

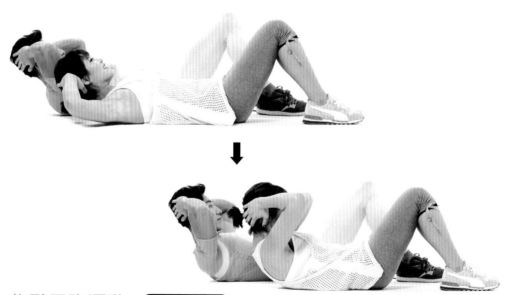

✱ 仰臥平腹運動　[3回共30次]

腰部必須緊貼於地面，腹部要保持緊繃狀態，是有助於鍛鍊上腹部的運動。

❶ 屈膝平躺於地面，雙手抱頭，肩膀與地面保持適當距離。

❷ 將上半身向上捲起使腹肌收縮，然後再回到動作❶。

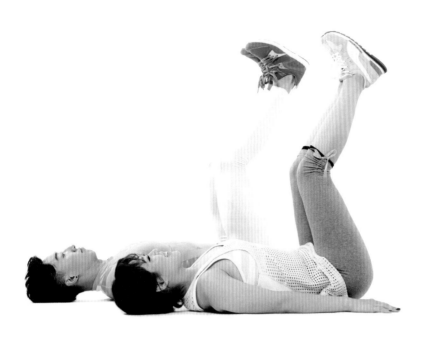

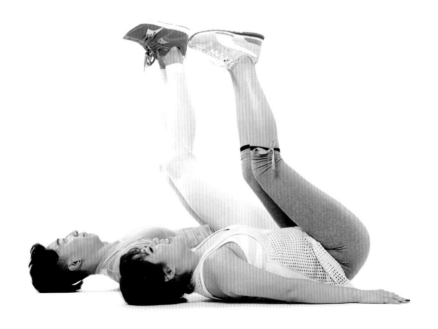

★ 躺姿瘦腰美腹操　3 回共 30 次

此動作能鍛鍊下腹部，進行時，必須使用腹部的力量，而非臀部或大腿。

❶ 平躺於地面，並抬起雙腿。

❷ 將雙腿往胸部抬起，使腹肌收縮，再回到動作❶。

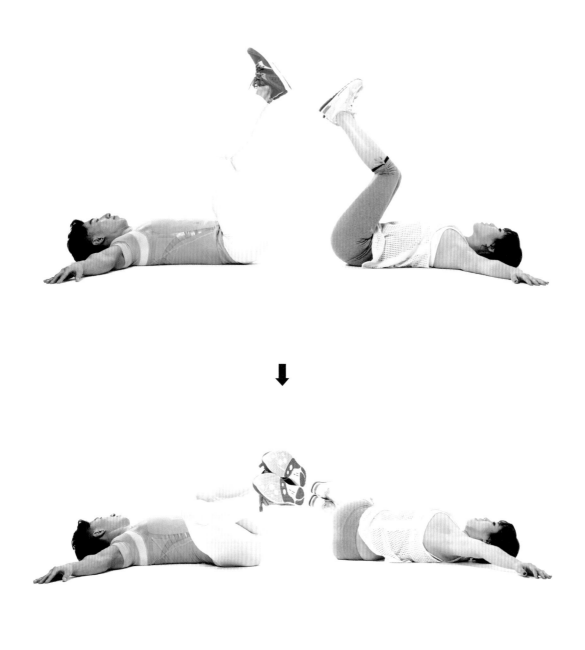

✴ 轉體核心運動　　3回共30次

此動作能使身體保持平衡,並強化腰部肌力。進行時,肩膀要盡可能緊貼於地面。

❶ 平躺於地面並抬起雙腿,雙臂貼地往兩側伸展,以取得平衡。

❷ 膝蓋併攏,反覆且慢慢地往另一側的地面下壓,再換邊進行。

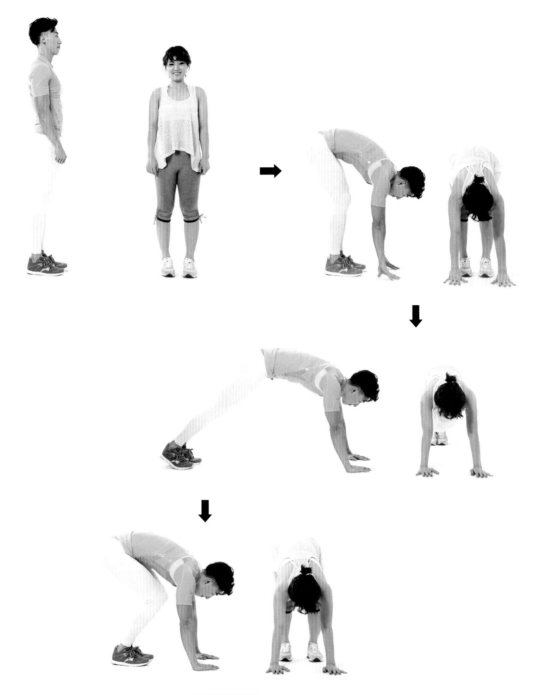

★ 強力燃脂撐地操　3回共30次

這是我面臨減肥停滯期時所做的運動，能在短時間內消耗許多熱量，使體重下降。

❶ 先立正站好，然後彎腰將雙手支撐於腳尖前方30公分處的地面。

❷ 雙手撐於地面，然後雙腳向後蹬，身體呈俯身姿勢。

❸ 身體再次回到彎腰姿勢後，立即站起，回到動作❶。

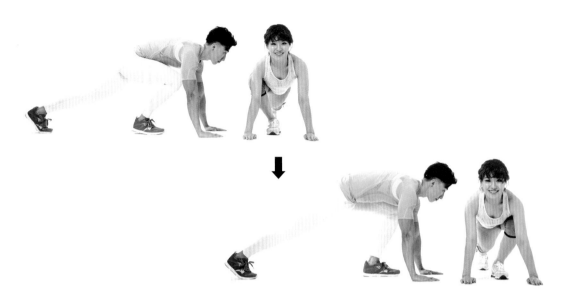

✱ 俯臥交叉蹬腿操　〔3回共30次〕

結合有氧運動及腹肌訓練，也能鍛鍊手臂肌肉的運動。進行時，臀部不能抬太高。
❶ 身體採伏地挺身的姿勢，並將其中一隻腳的膝蓋拉至胸前。
❷ 再換腳重覆相同動作。

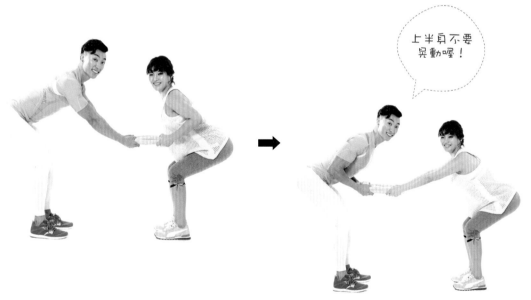

✱ 雙人毛巾美背操　〔3回共30次〕

是情侶能同時進行的運動，除了讓感情更加溫，也能擁有更迷人的背肌！此動作不僅能訓練下腰部位的柔軟度，還能雕塑美麗的背部肌肉。要注意的是，盡量別移動上半身和頭部；進行時，背部也不要拱起，運動效果會更好。
❶ 將腰部挺直，膝蓋彎曲，然後臀部向後移。
❷ 兩人輪流將毛巾往自己的腹部方向拉。

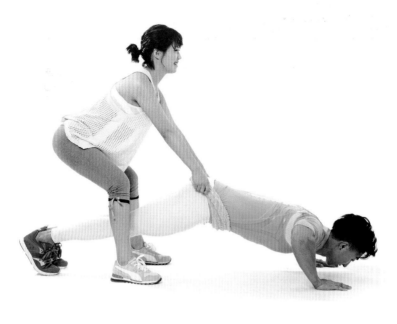

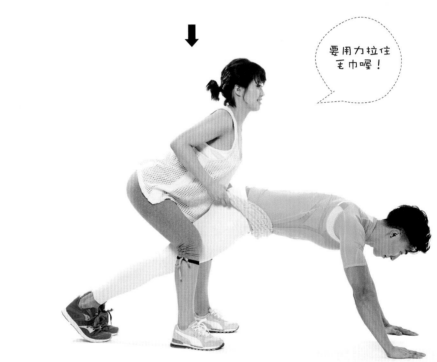

要用力拉住毛巾喔！

★ 雙人划船運動　3回共30次

此動作是一人進行伏地挺身，一人進行划船式的雙人運動。

❶ 下方的人做伏地挺身同時，上方的人則將毛巾置於對方的下腹部，幫忙進行動作。

❷ 在上方幫忙的人同時將毛巾往腹部方向拉，進行背部伸展。

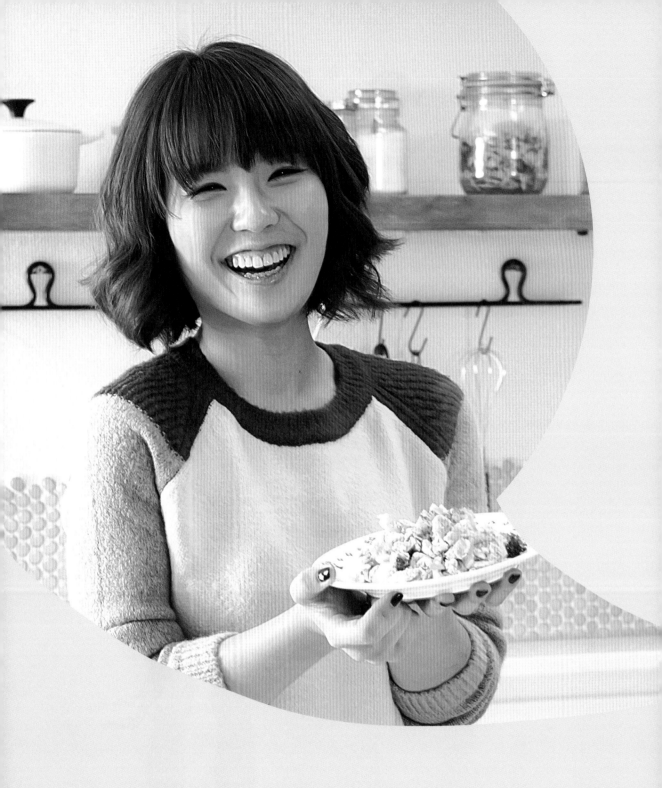

chapter

3

300kcal以內！手殘女也會的
50道越吃越瘦輕美人餐

儘管我瘦了51公斤，卻沒掉髮、經期失調，甚至肉也沒下垂！
問我怎麼辦到的？除了動手做本章的料理外，
P194的「五彩高酵排毒果汁」就是讓我瘦身排毒的最大功臣！

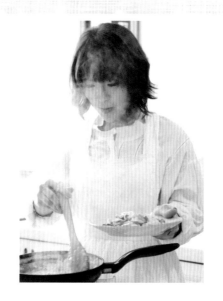

要吃才會瘦！
下廚是最好的減肥運動！

「妳瘦下來的秘訣是什麼，也告訴我嘛。」這是每個見到我的人，向我提出的問題，以下則是我的回答。

「減肥的訣竅嗎？我每天吃飯都吃得津津有味。」

春天時，我的胃口就像是剛冒出來的綠油油嫩芽，食慾相當不錯；夏天時，則以需要儲備精力為由，讓自己胃口大開；秋天時，為了彌補空虛的心靈，所以胃口也很好；冬天時，則用需要禦寒的理由來替胃口好的自己辯解，因此我一年四季的胃口都非常好。

更誇張的是，不論發燒、罹患腸炎，甚至是扁桃腺腫大導致食物難以下嚥，我也從來不曾說過「沒有胃口」的話，反倒想要體驗一次「沒有胃口」的

狀態，這已成為我的渺小心願。

俗話說，「為了餬口而工作」、「飢不擇食」、「旅行是一種吃的樂趣」。如同看待「吃」這件事一樣，所有人常掛在嘴邊的另一句話就是「減肥」。然而多數人只要開始減肥，不是吃很少或挨餓，要不就是只吃一種食物，企圖以最驚人的速度瘦下來，讓體重變成自己滿意的數字。

可是，往往維持不到幾天便宣告放棄，原因就出自於「吃」這件事。就算能在 3 天內靠快速瘦身甩掉肥肉，**用不吃東西硬撐也一定會有極限**，到頭來，辛苦 3 天才下降的數字反而會因為吃了一餐就立刻恢復原狀。儘管事後又再次下定決心要開始減肥，並大聲喊出：

「這是我人生中最後一次減肥」，然而一旦看見美食，就會屈服於「明天再開始不就行了」這套說詞。

我也是如此。存放米飯的肚子、存放肉的肚子、存放水果的肚子、存放冰淇淋的肚子、存放餅乾的肚子、存放麵包的肚子，所有食物都有各自的肚子。「今天要吃什麼？」、吃午餐時又想著「晚餐要吃什麼？」以及「餐後該吃什麼點心好呢？」即使嘴裡吃著美食也不忘煩惱接下來要吃什麼，對於這樣的我而言，「不吃」這件事根本就不存在。

因此，為了終止辛苦 3 天卻因為吃了一餐便前功盡棄的惡循環，我開始親自下廚。這輩子只吃過媽媽煮的飯、外送以及買來吃的食物，所以，料理白痴的我切菜只好用剪刀代替菜刀，鍋子也燒壞好幾個。切菜時，我的手也不知道被切到幾次。除此之外，我根本不知道海帶竟然那麼會膨脹，看著標有 8 人份的海帶，我心想「欸，就這麼一點點，什麼 8 人份啊……」便無視於容量標記將全部海帶用水浸泡，結果水槽變成汪洋一片。

歷經各式各樣的失敗後，我以對吃的熱情來研究對減肥有益的食材，以及各食材的獨特口味，以及食材的性質、營養成分以及如何和其它食材互相搭配等，於是一盤接一盤的成功料理就此誕生。從此以後，下廚時間變成我幸福洋溢的歡樂時光。

改變料理方式，食物熱量再高也能吃下肚

只要遇到因熱量太高而不能吃的食物，回家後我會改造成自己能吃的料理。同時，**我也領悟到並不是減肥就不能吃披薩、炸雞或是義大利麵等高熱量食物，只要稍微改變一下食材和料理方式，就能變成了不起的減肥料理。**當我明白這一點後，不論食物的卡路里有多高，我都能改造成美味的低卡料理。

要下廚就要有食材，所以必須前往市場採購，再提著買好的食材四處奔波，接著還必須站在瓦斯爐前下廚以及洗碗。下廚也會消耗熱量，就像做運動一樣。換句話說，**對減肥的人而言，下廚不僅能滿足口腹之慾，更能運動**，簡直就是一石二鳥！

儘管我瘦了 51 公斤，但身上的肉完全沒有下垂，這點連專家都覺得很神奇。此外，我也沒有掉髮、經期失調、失眠等減肥所引起的副作用。所有人都對權尾珍的減肥方式感到相當好奇與羨慕！秘訣除了規律的生活作息外，還有就是「不用放棄對吃的熱情，又能兼具美味的減肥餐」。

透過本章的食譜，我真心期盼各位的生活能變得更幸福、更健康，快樂的成為瘦美人。

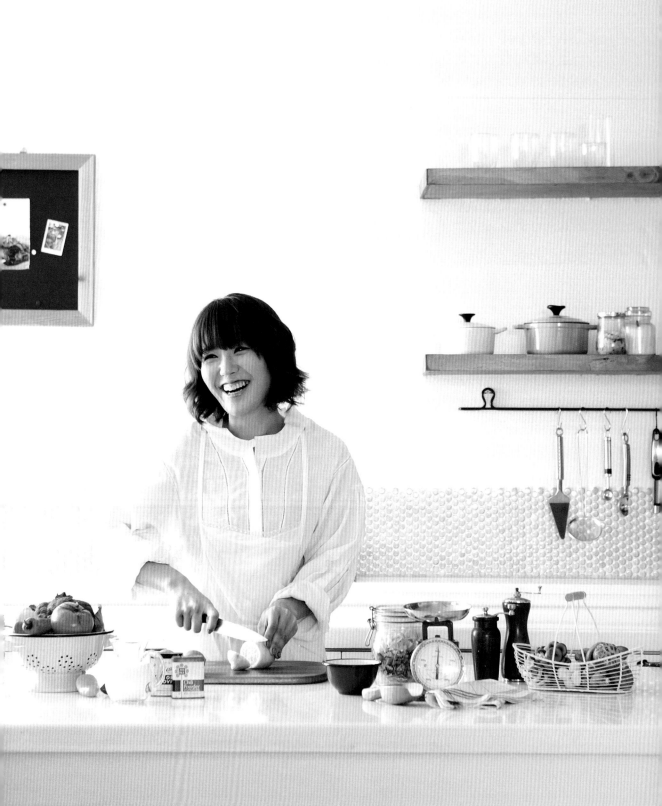

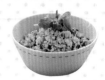

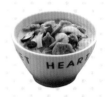

美味快瘦料理

「食、衣、住、行」這句話可不是隨便說說而已！

絕對沒有因為減肥就不能吃的食物！

接下來要介紹超低卡，卻更美味、更簡易、更可口的料理，

就算無法吃高卡路里食物，也依然能吃得開心

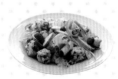

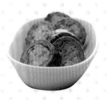

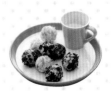

高鈣魩仔魚飯糰 240 kcal

將炒得酥脆可口的魩仔魚放在富含膳食纖維的玄米飯上方,然後用手左捏右揉便能輕易又快速地完成這道超簡單料理,營養成分相當齊全,是一道很適合帶便當的菜色。

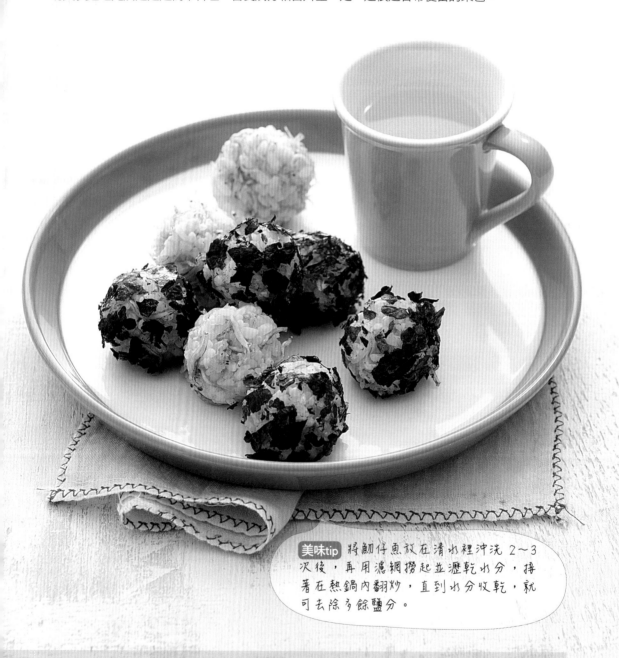

美味tip 將魩仔魚放在清水裡沖洗 2～3 次後,再用濾網撈起並瀝乾水分,接著在熱鍋內翻炒,直到水分收乾,就可去除多餘鹽分。

材料
玄米飯少許、魩仔魚 50g、蒜泥 2 大匙、烤過的海苔 1 張

作法
❶ 將魩仔魚和蒜泥放入鍋內一起翻炒。
❷ 將❶放在玄米飯上均勻混合,接著滾成一口大小的圓球狀,再沾上弄碎的海苔即可。

高纖生菜定食 310 kcal

我曾看到名模張允珠說，吃高麗菜包飯是她變苗條的秘訣，這段話讓我豎起耳朵，眼睛也為之一亮！在高麗菜內包入各種材料，並在上方添加其他配料畫龍點睛，美味料理就誕生了。

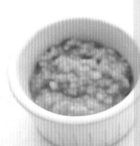

材料
高麗菜、鹽漬昆布、萵苣各 2 片、雜糧飯少許、紅辣椒半根、牛絞肉 1 大匙、豆腐 1 塊、蒜泥和清酒各 1～2 小匙、小魚乾少許

調味料
胡椒粉少許、蒜泥 6 大匙、韓式味噌醬 3 大匙、蔥末和洋蔥末各 2 大匙、香麻油和碎核桃各 1 大匙、芝麻鹽 1/2 大匙

作法

❶ 高麗菜和鹽漬昆布放入滾水中汆燙，再放入冷水內清洗並瀝乾水分；萵苣洗淨後撈起；再將紅辣椒切碎。

❷ 小魚乾和蒜泥一起爆香，接著將蒜泥、清酒和胡椒粉放入牛絞肉中一起拌炒；豆腐切成長寬 1 公分的大小後微煎。

❸ 將揉成一口大小的雜糧飯放到❶上面，接著再放上❷，最後在上方用特製的蒜泥醬和紅辣椒點綴即可。

美味tip 由於鹽漬昆布偏鹹，建議可以先泡在冷水裡 30 分鐘以去除鹽分。

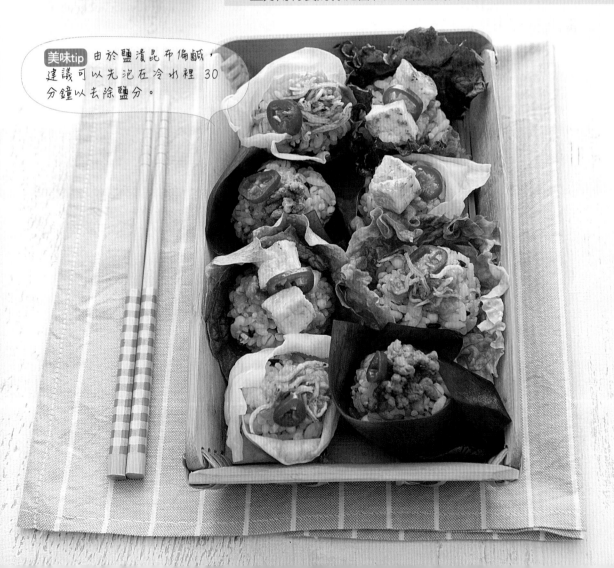

高酵泡菜牛肉捲 370 kcal

我有一個相當喜愛蛋糕捲、三明治捲、豬排捲等各式手捲料理的朋友，只要和那位朋友見面，她一定會說要吃手捲料理，可是市面上販售的手捲料理，大部分卡路里都很高！所以我假裝是為了朋友著想，自己沉浸在製作減肥手捲料理的世界裡，最後我用這道美味的泡菜手捲料理，成功擄獲朋友的心。

材料
牛肉（瘦肉）150 公克、泡菜 1 株、青椒和洋蔥各 1/2 個、紅蘿蔔 1/3 根、玄米飯少許、蔥 1 株、清酒 1～2 小匙、胡椒粉少許

作法
❶ 將牛肉和蔥分別剁碎後再放入清酒和胡椒粉拌勻。
❷ 準備好葉片較大的泡菜並放入清水中洗淨，然後擰乾水分。
❸ 將青椒、洋蔥和紅蘿蔔切丁後放入熱鍋內，再放入玄米飯翻炒。
❹ 在壽司竹簾上鋪鋁箔紙，接著在上方均勻鋪好❶後再鋪泡菜，然後擺上❸並牢牢捲起，放進電鍋內蒸 15 分鐘。
❺ 蒸好放涼後，剝掉鋁箔紙再微煎，最後切成適當大小即可。

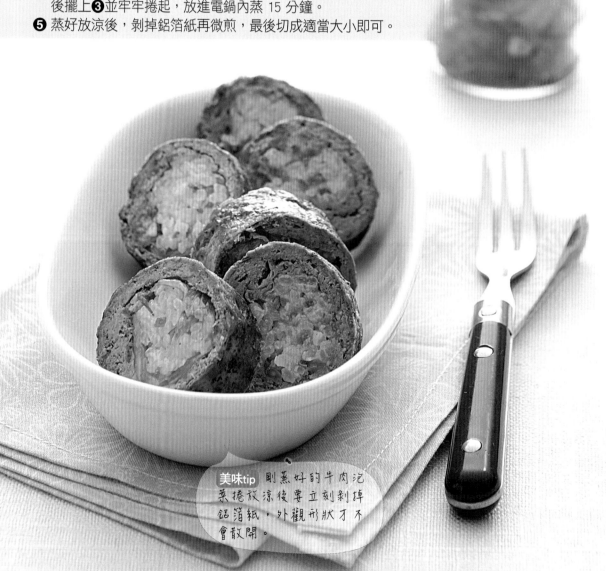

美味tip 剛蒸好的牛肉泡菜捲放涼後要立刻剝掉鋁箔紙，外觀形狀才不會散開。

消脂咖哩地瓜 290 kcal

減肥時，我愛吃富含碳水化合物的地瓜，並搭配能夠分解體內脂肪的咖哩，香甜地瓜和咖哩的組合，分量也很足夠，堪稱史上最強的減肥料理。如果當天沒吃完，隔天可以在咖哩中倒入一些牛奶再煮過，吃起來會更美味。

材料
地瓜（拳頭大小）1 個、洋蔥 1/2 顆、紅蘿蔔 1/3 根、豆腐 1/4 塊、咖哩粉 1 又 1/2 大匙、水 2 杯

作法
❶ 地瓜切成方便入口的大小後浸泡在冷水內去除澱粉質。
❷ 洋蔥、紅蘿蔔和豆腐切成和地瓜一樣的大小，接著和地瓜一起放入熱鍋內炒到所有材料熟透為止。
❸ 咖哩粉放入水中溶解後再放入❷，並慢慢熬煮到地瓜完全熟透為止。

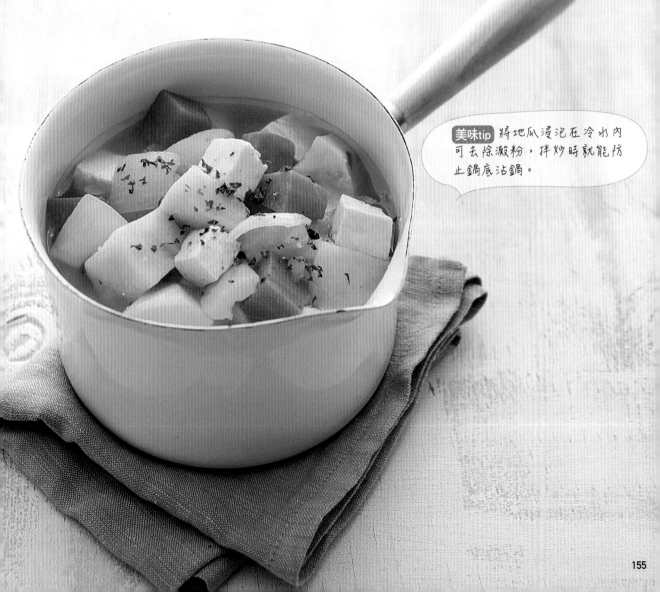

美味tip 將地瓜浸泡在冷水內可去除澱粉，拌炒時就能防止鍋底沾鍋。

低脂南瓜麵疙瘩 `250 kcal`

全麥麵粉含有豐富的膳食纖維以及維他命，若再放入低脂的南瓜還能提高營養價值，並降低卡路里。將這道料理端至窗邊，一邊看著窗外，一邊享用，任誰都能成為氣質美人。

材料
麵疙瘩麵糰▶拳頭大小的南瓜（約 150 公克）、全麥麵粉 50 公克
綠櫛瓜 1/10 條、香菇 1 朵、洋蔥 1/2 顆、紅辣椒 1/2 根、蒜頭 2 辦、青蔥 2 株、嫩豆腐 3 大匙、熬湯用小魚乾 5 隻、水 2 杯、海鹽少許

作法
❶ 南瓜切大塊蒸熟後去皮壓成泥，接著與全麥麵粉混合並拌勻，再放入塑膠袋內醒 30 分鐘。

❷ 將綠櫛瓜切成半月形，香菇切薄片；洋蔥切絲，紅辣椒切碎；蒜頭切成薄片，青蔥斜切備用。

❸ 小魚乾放入冷水內煮滾後撈起，接著放入綠櫛瓜、香菇、洋蔥和大蒜，再放入捏成適當大小的麵疙瘩一起煮滾。

❹ 麵疙瘩浮起後，放入青蔥和紅辣椒，然後撒些海鹽提味。

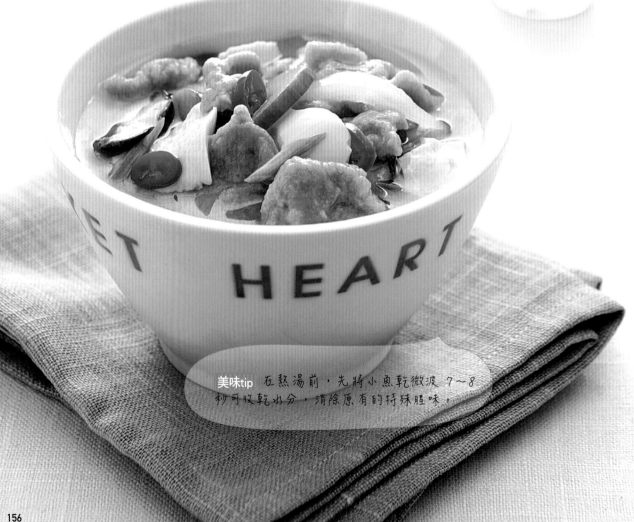

美味tip 在熬湯前，先將小魚乾微波 7～8 秒可收乾水分，清除原有的特殊腥味。

美顏豆腐菜飯 215 kcal

減肥時，減少碳水化合物的攝取量相當重要，但是，強迫少吃容易帶來壓力。黃豆製成的豆腐能活化女性荷爾蒙的雌激素，對女性有益，是一道能增添飽足感的料理，更能有效減少白飯攝取量。

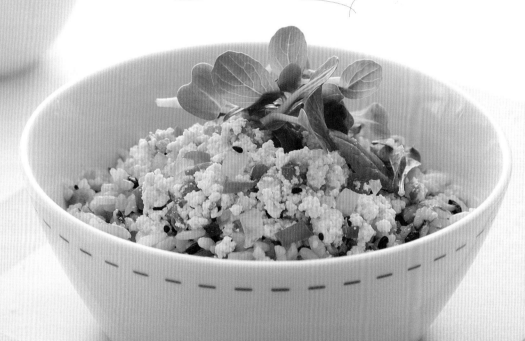

美味tip 過於榨乾碎豆腐的水分，拌飯會越拌越乾，因此豆腐不要搗得太細碎，建議預留一些水分。

材料

雜糧飯少許、紅椒和黃椒各 1/8 個、豆腐 100 公克、黑芝麻少許、綜合生菜葉適量、湯用醬油 1 大匙

作法

❶ 紅椒和黃椒切成丁；豆腐搗碎後放入微波爐內微波，再倒掉一些釋出的水分。

❷ 將❶和湯用醬油、黑芝麻放在盤子中一起拌勻，再和綜合生菜葉一起放到雜糧飯上方點綴即可。

元氣豆腐飯捲 `280 kcal`

第一次去探望當兵的弟弟這天，只因為他說了一句「最想吃紫菜飯捲」，媽媽在廚房又煎又炒了老半天，才完成內餡豐富到飯捲都要爆開的媽媽牌紫菜飯捲。為了正在減肥的女兒，她又特製這道以煎豆腐取代火腿的紫菜飯捲。吃下後絲毫感受不到空虛感，喜愛飯捲的人一定會上癮。

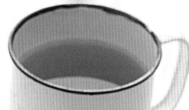

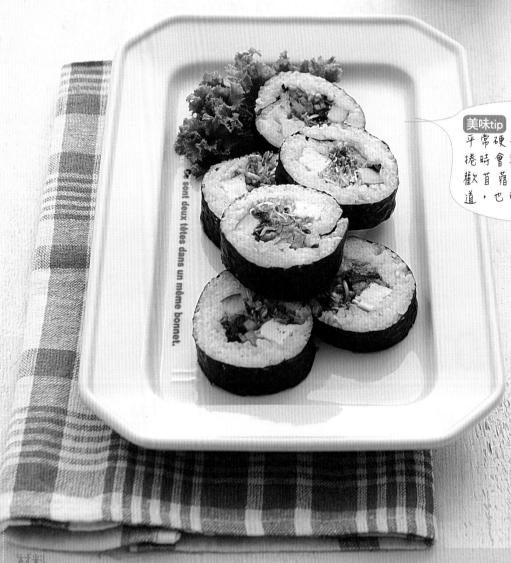

> **美味tip** 將雜糧飯煮得比平常硬一些，做成紫菜飯捲時會更美味。若是不喜歡苜蓿芽特有的苦澀味道，也可改放芝麻葉。

材料
豆腐半塊、紅蘿蔔及小黃瓜皆半根、牛蒡少許、菠菜半把、雜糧飯及苜蓿芽少許、烤海苔1張、芝麻鹽和海鹽少許；橄欖油、香麻油、低鹽醬油和水皆適量

作法
❶ 豆腐切成長條狀後用廚房紙巾擦去水分，接著撒上一些海鹽微煎。
❷ 將紅蘿蔔、小黃瓜和牛蒡切成絲，再將紅蘿蔔放在倒有橄欖油的熱鍋上拌炒。
❸ 將牛蒡放入裝有水和低鹽醬油的鍋內熬煮；菠菜汆燙後用芝麻鹽、海鹽和香麻油調味。
❹ 將雜糧飯鋪在海苔上，擺上豆腐、紅蘿蔔、小黃瓜、牛蒡、菠菜和苜蓿芽，然後將海苔捲起。最後在完成的飯捲表面刷上一些香麻油，再切成方便入口的大小即可。

低卡酸辣蒟蒻麵 240 kcal

熱量近乎零卡且帶有 Q 彈口感的蒟蒻搭配上酸辣有勁的醬汁，此外，清脆的黃豆芽加上清爽的雞胸肉以及蔬菜及水煮蛋，美味度更是破表。相較於韓式涼拌麵，這道料理不會太辣，也不會太鹹，若是再添加菊苣這類帶有香氣的蔬菜，能使原本單調的味道更有層次。

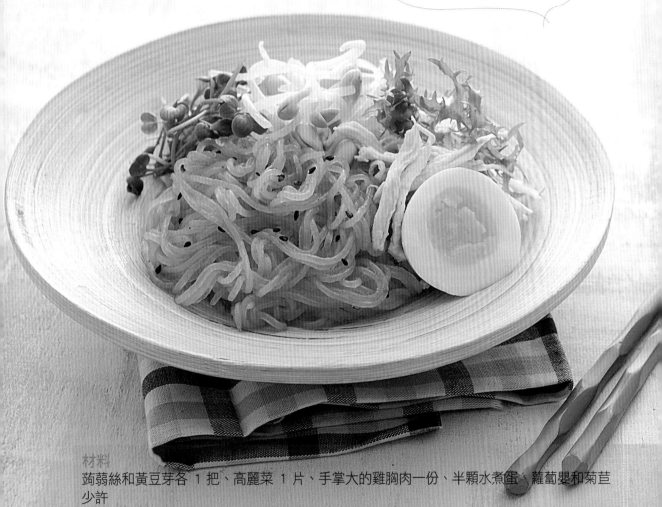

美味tip 燙雞胸肉時，加入 1/2 大匙的蒜末能有效去除雞肉腥味。

材料
蒟蒻絲和黃豆芽各 1 把、高麗菜 1 片、手掌大的雞胸肉一份、半顆水煮蛋、蘿蔔嬰和菊苣少許

調味料
韓式辣椒醬 1 大匙、醋 1/2 大匙

作法
❶ 蒟蒻絲先用滾水汆燙，再用冷水沖洗並撈起；黃豆芽用滾水汆燙 3 分鐘，接著用冷水沖洗後瀝乾備用。

❷ 高麗菜切絲；雞胸肉燙熟後撕成絲。

❸ 將蒟蒻絲盛進碗內，接著擺上黃豆芽、高麗菜絲、雞胸肉絲、蘿蔔嬰、菊苣和半顆水煮蛋，最後再搭配調製好的醬料即可。

韓式味噌雞肉燉飯　310 kcal

看雜誌時發現令人垂涎欲滴的燉飯，光用眼睛品嚐就知道的好滋味，一定是道口感滑順濕軟的美味料理，這是我與燉飯的第一次邂逅。在那之後，我開始面臨難以忍受的誘惑，於是便使用家裡的韓式味噌醬代替白醬，完成這道韓式燉飯。

美味tip 熬煮洋蔥高湯能讓洋蔥持有的甜味及香氣滲入燉飯內，使燉飯的味道更加豐富。

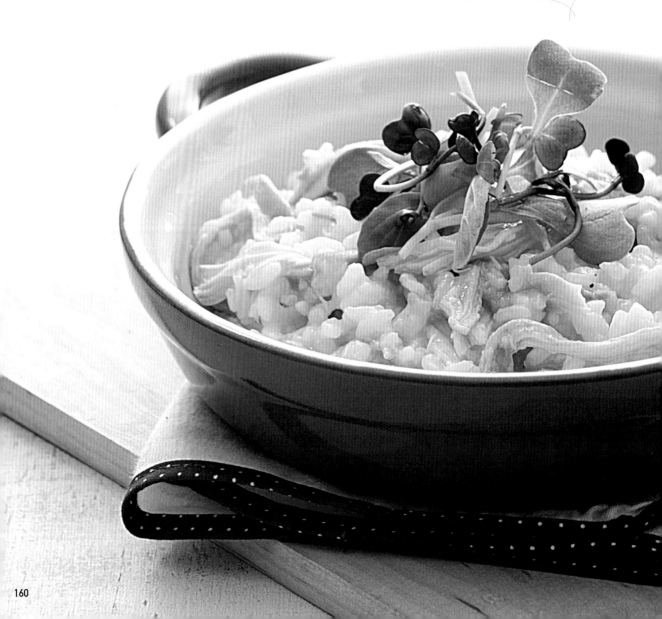

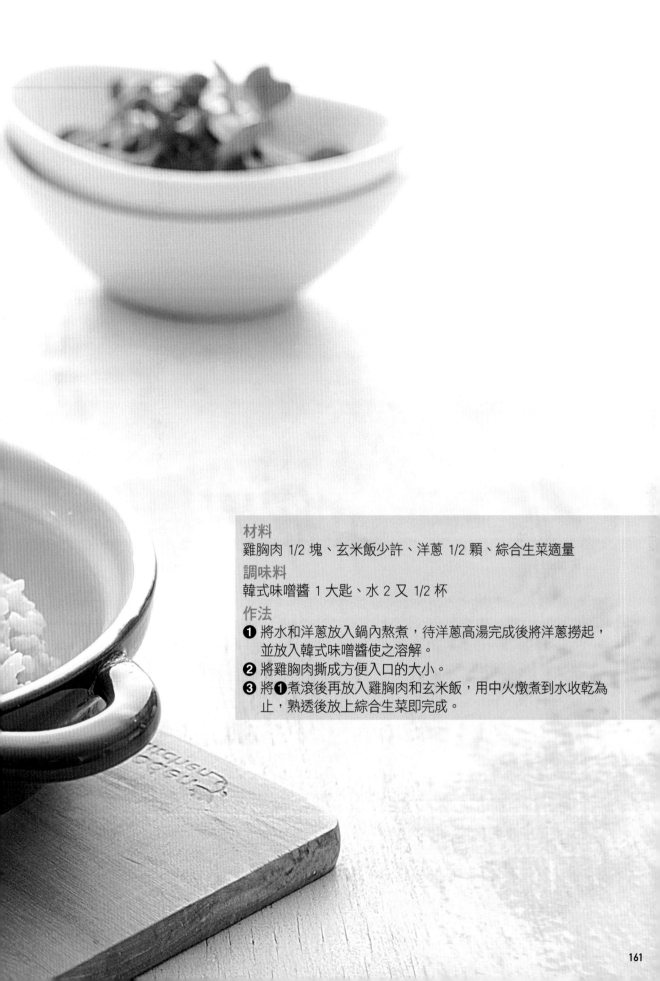

材料
雞胸肉 1/2 塊、玄米飯少許、洋蔥 1/2 顆、綜合生菜適量

調味料
韓式味噌醬 1 大匙、水 2 又 1/2 杯

作法
❶ 將水和洋蔥放入鍋內熬煮，待洋蔥高湯完成後將洋蔥撈起，
　並放入韓式味噌醬使之溶解。

❷ 將雞胸肉撕成方便入口的大小。

❸ 將❶煮滾後再放入雞胸肉和玄米飯，用中火燉煮到水收乾為
　止，熟透後放上綜合生菜即完成。

營養飯糰沙拉　310 kcal

自從看到一篇「吃早餐的人發胖機率低」的新聞報導後，吃早餐變成我的例行公事。某一天，我準備了飯糰當作早餐，並切了各種蔬菜做成沙拉，原本只是想在車裡迅速吃完，萬萬沒想到我竟然一吃就愛上它，是一道一次就能搞定飯、小菜、點心的美味料理喔！

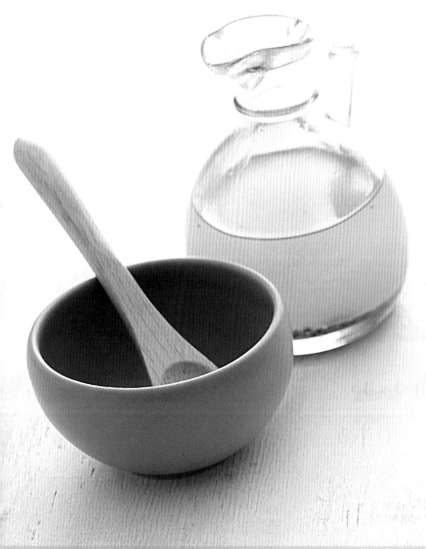

材料
飯糰▶洋蔥 1/4 顆、紅蘿蔔 1/3 根、牛肉（瘦肉）30 公克、玄米飯少許
芝麻葉 2 片、洋蔥 1/4 顆、小黃瓜半根、蘋果半顆、杏鮑菇和萵苣少許、低卡沙拉醬少許

作法
❶ 將洋蔥、紅蘿蔔和牛肉切成細末狀，再全部放進熱鍋內拌炒。
❷ 將玄米飯放入❶當中一起翻炒，再揉成一口大小的球型飯糰。
❸ 芝麻葉和洋蔥切成絲；小黃瓜對切成一半後再斜切成薄片；蘋果切成薄片。
❹ 微煎杏鮑菇後，再將萵苣切成方便入口的大小。
❺ 將飯糰和❸、❹的蔬果一起盛入碗中，再淋上自己喜愛的沙拉醬後即可享用。

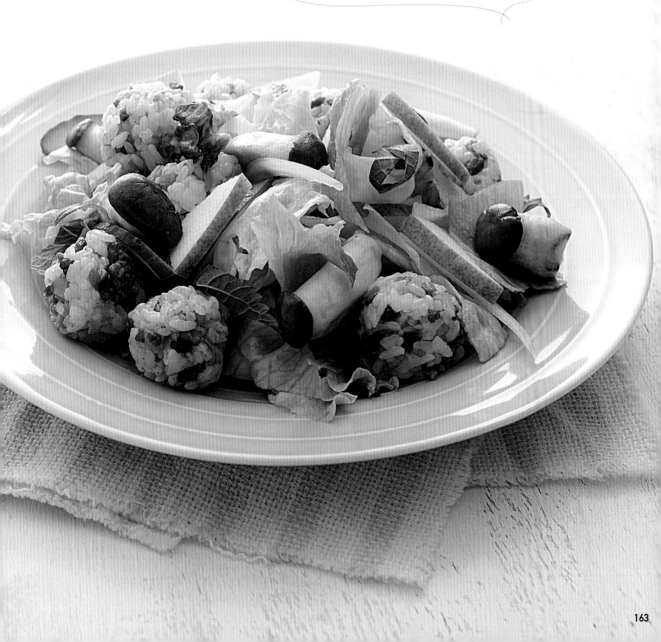

美味tip 建議先做飯糰和炒杏鮑菇並放涼備用，盛盤時才能防止蔬果變乾變黃。

黃豆芽牛肉蓋飯 280 kcal

這是一道只要將煮飯的鍋子整個端起來就能開動的黃豆芽牛肉蓋飯，在品嚐之前，分量豐富的
黃豆芽光看就很有飽足感，它那清脆可口的味道就更不用說了，真的美味極了！

材料
牛肉（瘦肉）30 公克、黃豆芽 1 把、雜糧飯少許、黑芝麻少許

調味料
醬油 2 大匙、蒜末 1 大匙、白芝麻 1/2 大匙、辣椒粉 1 小匙、水 1/2 杯

作法
❶ 牛肉剁碎後，和黃豆芽一起放入鍋內，接著淋上特製調味醬後蓋上鍋
　蓋，並用中火煮 8 分鐘。
❷ 雜糧飯盛進碗內，然後擺上❶再倒入湯汁，最後撒上黑芝麻。

美味tip 黃豆芽煮太久會變
軟，還會縮水變扁，因此
千萬要注意別煮太久。

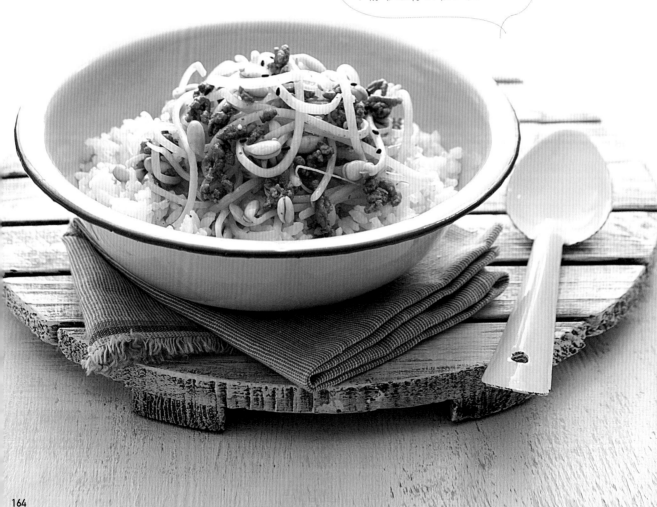

清脾綠豆涼粉沙拉 60 kcal

涼拌涼粉雖然有助於減肥，卻添加了辣椒粉、韓式醋醬和砂糖等各種調味料，使卡路里瞬間飆升，導致我實在無法下嚥，所以只好在一旁猛吞口水。為了彌補這個遺憾，回家後我便完成了這道料理。

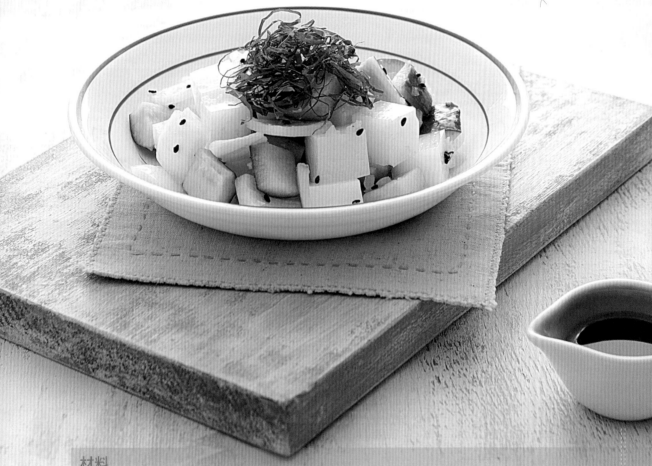

美味tip 綠豆涼粉可用切塊蒟蒻或寒天代替，也很好吃。

材料
綠豆涼粉 100 公克（使用蒟蒻或寒天亦可）、洋蔥 1/2 顆、小黃瓜 1/4 根、芝麻葉 2 片

調味料
蒜末 1 又 1/2 大匙、香麻油 1 小匙、芝麻鹽少許

作法
❶ 將綠豆涼粉、洋蔥、小黃瓜切成相同大小的方塊狀；芝麻葉捲起後切成絲。
❷ 將涼粉、洋蔥和小黃瓜盛盤，並淋上特製調味料再拌勻，最後盛入碗中，擺上切絲的芝麻葉即完成。

豆奶涼粉飽足湯 133 kcal

韓式豆漿麵雖然只使用對減肥有益的黃豆和高湯為材料，也沒有過多醬料，卡路里卻超過 500 大卡。
於是我結合勉強稱得上是豆漿麵湯頭的豆奶，以及水分含量超過 80%、有飽足感且卡路里低的涼粉，
完成這道帶有故鄉風味的涼粉湯！

材料
橡子涼粉 100 公克（可用切塊蒟蒻或寒天代替）、小黃瓜半
根、豆奶 1 瓶
作法
❶ 橡子涼粉切成方塊狀；小黃瓜切成薄絲狀。
❷ 將涼粉和小黃瓜盛入碗中並倒入豆奶即可。

美味tip 請務必使用無糖豆
奶，亦可在豆奶中拌入少許
炒過的黃豆粉，會更美味。

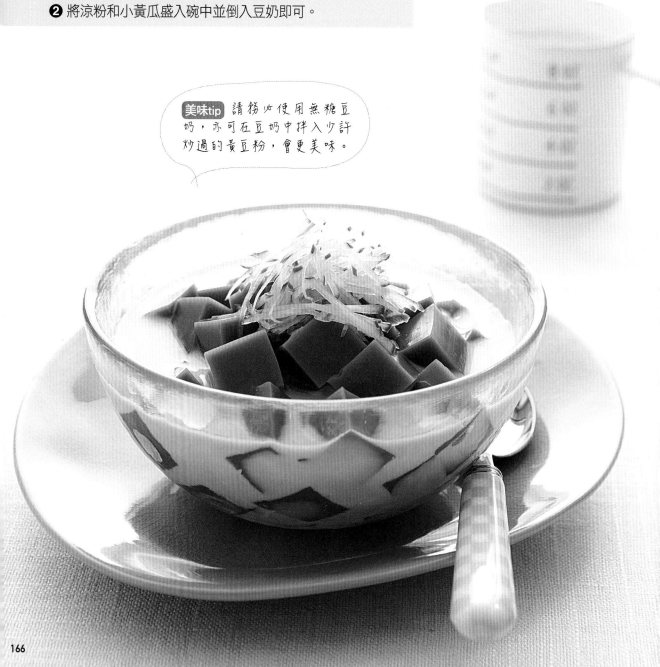

低卡蘑菇義大利麵 395 kcal

我以為義大利麵是容易讓人變胖的料理，但其實醬汁的卡路里要比義大利麵來得更嚇人。這裡介紹一道由蝴蝶麵搭配低卡路里醬汁製成的蘑菇義大利麵，打破以往減肥時不能吃西式料理的規定，就算是減肥期，義大利麵我也照吃不誤！

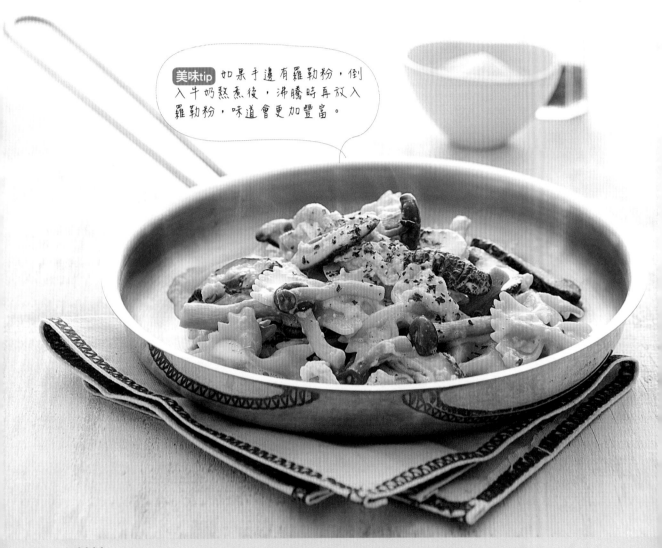

> 美味tip 如果手邊有羅勒粉，倒入牛奶熬煮後，沸騰時再放入羅勒粉，味道會更加豐富。

材料
蝴蝶義大利麵 70 公克、蛋白 2 個、蠔菇 1 把、香菇 1 朵、蒜頭 5 粒、低脂牛奶 200ml

調味料
帕馬森起士粉 1 大匙，巴西里、鹽巴和胡椒粉少許、橄欖油適量

作法
❶ 將蝴蝶義大利麵放入滾水中煮熟；蛋白打散備用。
❷ 去除蠔菇根部，並將梗部一一撥開；去除香菇梗部，然後切片；蒜頭切成薄片。
❸ 將橄欖油均勻倒入熱鍋中，然後蒜頭爆香，再放入蛋白並轉小火翻炒。
❹ 將牛奶倒入❸，煮滾時放入香菇和義大利麵，待湯汁收乾到適當程度後撒上起士粉，最後依個人喜好用鹽巴和胡椒粉調味。

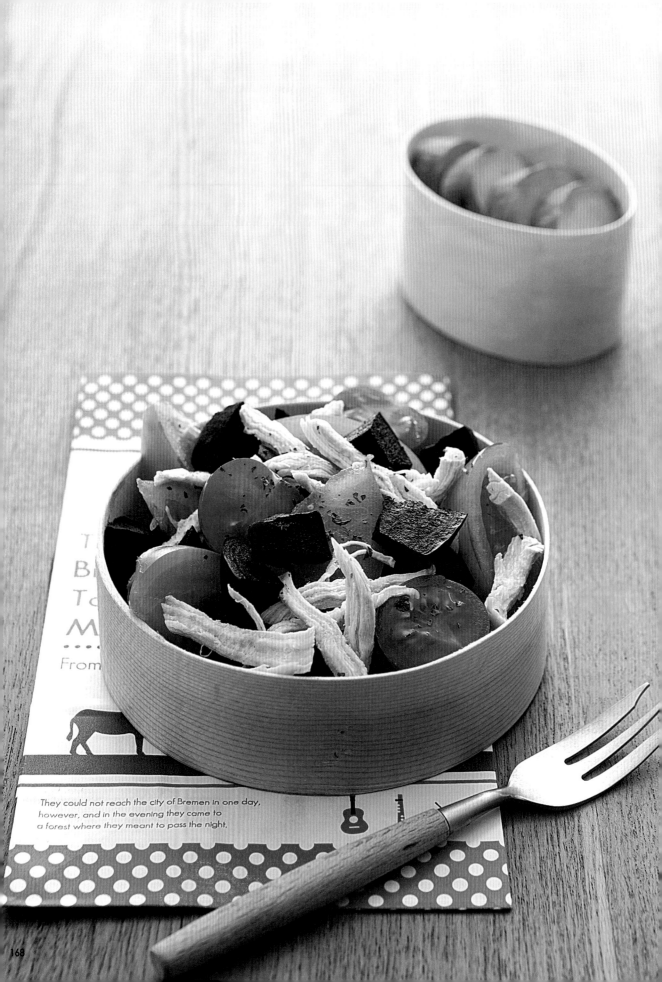

They could not reach the city of Bremen in one day,
however, and in the evening they came to
a forest where they meant to pass the night.

168

抗氧防癌餐

紅色蔬果含有強力抗氧化作用及抗癌物質茄紅素，在癌細胞生成前，就能先將危險因子排出體外，並預防細胞老化。

地瓜雞肉排毒沙拉

材料
蕃茄 1 個、甜菜根 1 個、地瓜半個、雞胸肉 100 公克、清酒 1 大匙、蒜末 1 小匙

作法
❶蕃茄切成一口大小；甜菜根水煮或是清蒸後切成一口大小；地瓜蒸熟。
❷鍋子內倒入能蓋過雞胸肉的水並放入蒜末煮滾，接著放入雞胸肉及清酒熬煮。雞胸肉燙熟後撈起放涼再撕成絲。
❸將蕃茄和甜菜根裝進便當盒內，再放上雞胸肉，最後用地瓜加以點綴。

美味tip
燙雞胸肉時，加入清酒和蒜末能去除腥味，並讓雞胸肉吸附大蒜香氣，吃起來會更加美味。煮甜菜根時，牙籤若能刺進去就表示熟了。

〔延伸食譜〕

❶ 蘋果多酚豬肉沙拉
香甜蘋果、新鮮蔬菜和清淡豬肉的組合相當協調，是很出色的一道料理。先將豬里肌肉燙熟，其它食材洗淨後切塊並盛盤。其中甜菜根含有的鐵質能有效預防減肥期間的貧血問題。

❷ 和風補血牛肉沙拉
將牛臀肉切成薄片並切斷肌肉紋理，再切成長條狀。用混有蔥、蒜末、芝麻鹽和香麻油而製成的調味醬醃牛肉，即完成牛肉沙拉。放進嘴裡的生牛肉入口即化，是讓人幸福滿溢的絕佳料理。

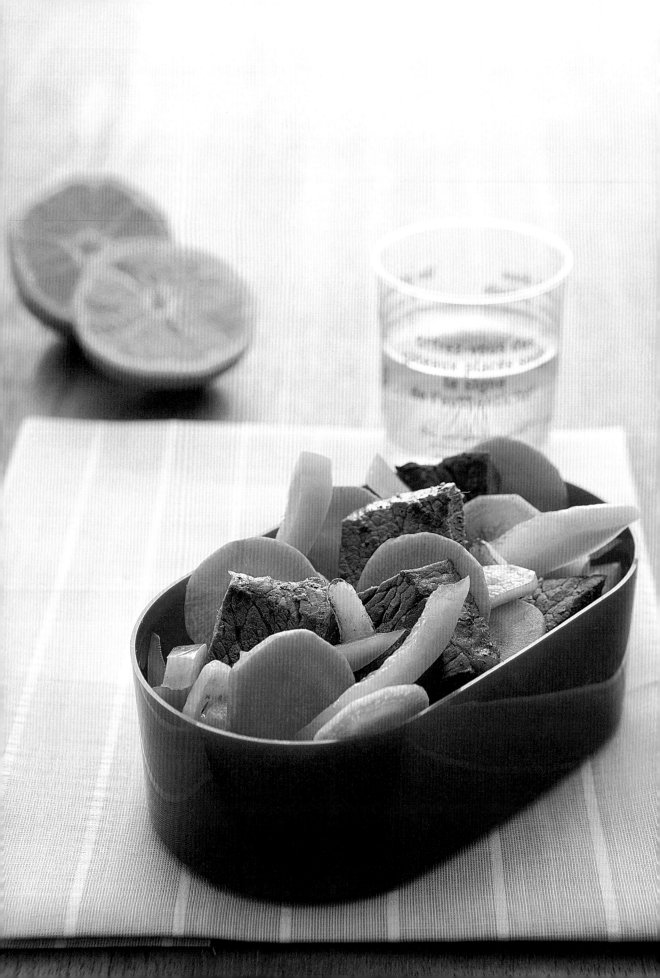

排毒淨化餐

這道橘色料理含有豐富的 β-胡蘿蔔素，它能在體內轉換成維生素 A。此外，還能阻止有毒物質以及致癌物質生成，並防止細胞受損，有助於維持身體健康。

牛肉鮮橘抗氧沙拉

材料

橘子 1 顆、牛肉（上腰肉或牛臀肉）150 公克；紅椒、蒜頭、紅蘿蔔和胡椒粉少許、橄欖油適量

作法

❶ 紅椒切大塊；蒜頭和紅蘿蔔切成薄片。
❷ 在熱鍋內倒入少許橄欖油並放入蒜頭爆香，再放入牛肉微煎並撒些胡椒粉，煎熟後切成方便入口的大小。
❸ 將紅椒、紅蘿蔔和❷裝進便當盒內，待牛肉沙拉完成後，再擺上幾片橘子裝飾。

美味tip

把牛肉和蒜頭一起煎會散發濃厚香氣，如果手邊有香蒜粉，可以和牛肉一起乾煎而不使用油，然後再撒些胡椒粉煎也不錯。

〔延伸食譜〕

❶ 鮮橙多雞肉沙拉
這是一道將雞胸肉舖在紅椒和紅蘿蔔上方的沙拉。使用的是生雞胸肉，吃之前像熬大骨一樣，先將雞胸肉放進滾水中燙 1 小時，不僅能去除腥味，味道也更棒，卡路里也比用煎的低喔！

❷ 紅椒玄米佐蘿蔔煎餅
將煎餅粉與水混合後加入紅蘿蔔泥，再倒至熱鍋上煎成餅狀即可，是一道能幫助體內吸收維他命的美味料理。

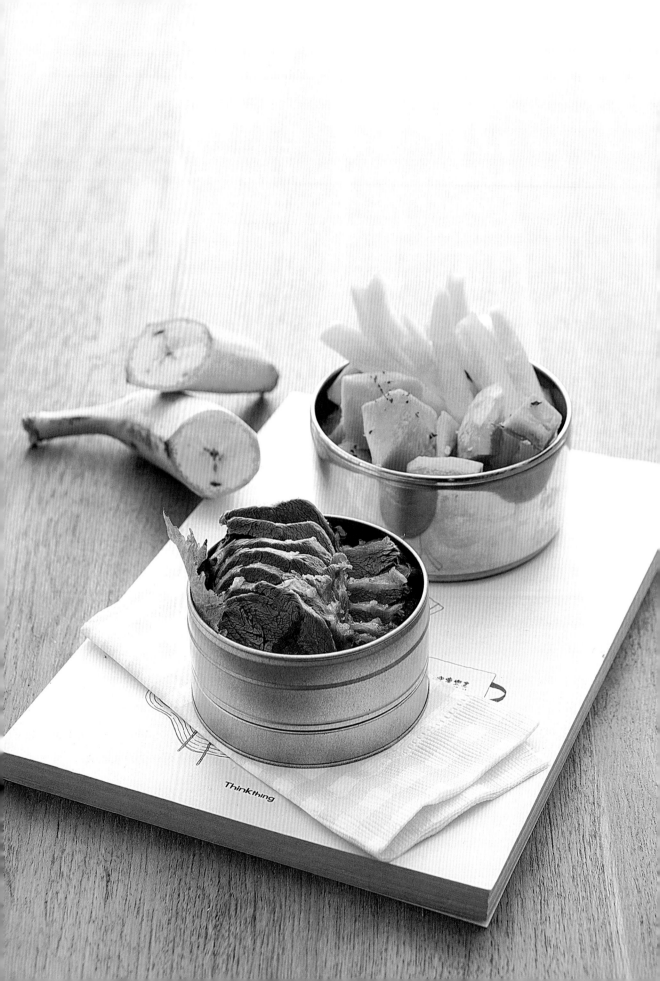

Thinkthing

抗老化美顏餐

黃色蔬果含有豐富的類胡蘿蔔素,能提高免疫力。除此之外,還能去除體內的活性氧,是防止老化的絕佳便當料理。

香蕉牛腱南瓜沙拉

材料

牛腱、南瓜、黃椒、香蕉皆適量、清酒 1 大匙、蒜末 1 小匙

作法

❶ 牛腱泡在冷水內 1～2 小時去除血水後,在鍋子內倒入能蓋過牛腱的水,然後放入清酒和蒜末一起燉煮,煮熟後放涼再切成方便入口的大小。

❷ 南瓜去皮並切成一口大小,再放入微波爐內微波至熟透;黃椒切成長條狀。

❸ 南瓜和黃椒裝進便當盒內,再擺上牛腱和香蕉。

美味tip

將牛腱放在冷水內浸泡並去除血水,能去除肉的腥味。除了蒜末,也可以放入青蔥或胡椒粒等材料一起熬煮,也很好吃。熬煮後,用竹籤刺進去若沒有血水流出來,就表示煮熟了。

〔延伸食譜〕

❶ 馬鈴薯牛腱沙拉

馬鈴薯燙熟;拍打牛腱破壞肌肉紋理,使肉質變嫩,再搭配富含維他命的蔬菜混合成沙拉一起吃,能均衡蛋白質、碳水化合物和維他命的攝取。

❶ 雞肉南瓜沙拉

色彩鮮豔到讓人不禁想要在臉書上炫耀的一道便當料理。玄米飯和蒸熟的南瓜一起打成泥後,在上方鋪上撕好的雞胸肉,即完成這道兼具碳水化合物、蛋白質、脂肪以及纖維質的營養料理。

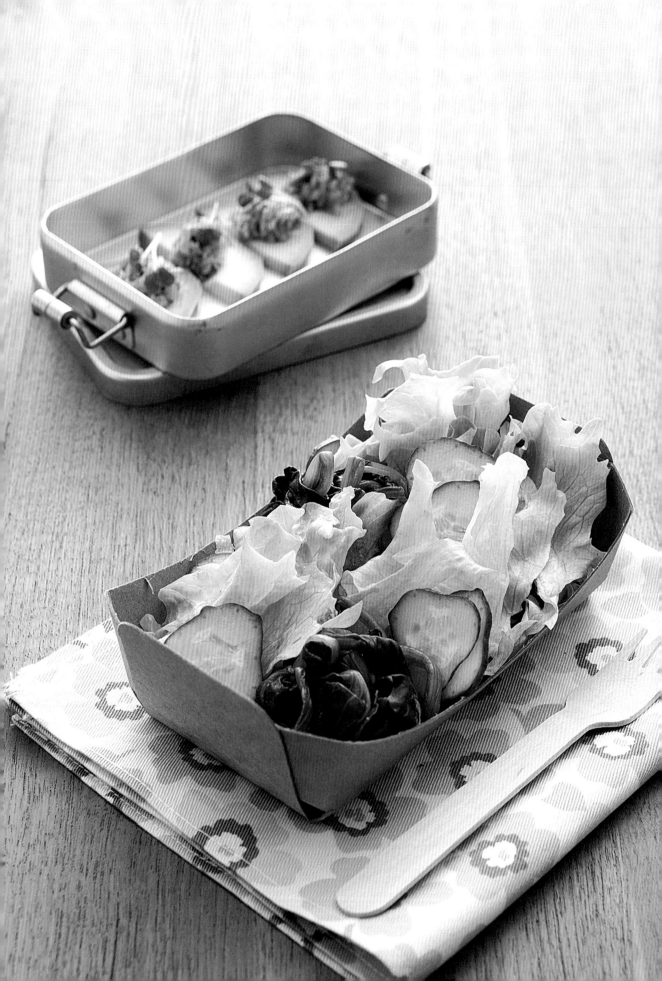

美腸代謝餐

若比較各水果的營養成分，奇異果無疑是榜首，木瓜第 2 名，哈密瓜則是第 3 名。前幾名都由綠色水果拿下，可見綠色食品具有極高的營養價值，不妨多吃。

酪梨鮪魚多纖沙拉

材料
鮪魚罐頭 1 個、酪梨少許、蘿蔔嬰少許、菠菜 1 小把、小黃瓜半根、萵苣少許

作法
❶ 將鮪魚罐頭倒入滾水中汆燙並去除油脂；酪梨對切成一半後去籽去皮，然後將鮪魚和蘿蔔嬰放在酪梨上方點綴即完成。

❷ 菠菜放入滾水中汆燙後再用冷水沖洗，接著擰乾水分；小黃瓜切成薄片；萵苣剝成一口大小後，與上述食材一起盛盤即完成。

美味tip
由於酪梨會氧化，建議切開後擠上少許檸檬汁，即可防止氧化變色。

〔延伸食譜〕

❶ 奇異果多 C 雞肉沙拉
在汆燙過的菠菜、萵苣以及小黃瓜做的沙拉上方鋪上雞胸肉即完成。此外，再搭配低卡的奇異果，營養成分更豐富，堪稱是綜合維他命。一天只要吃一顆奇異果，就能滿足一天所需的維他命 C。

❷ 菠菜玄米飯佐牛肉沙拉
和菠菜最搭的食物是什麼？答案就是米飯，因為菠菜能補充穀類不足的營養素，再加上富含纖維質，完全不用擔心減肥時會發生便秘，再搭配 P169 的牛肉沙拉，更是營養美味。

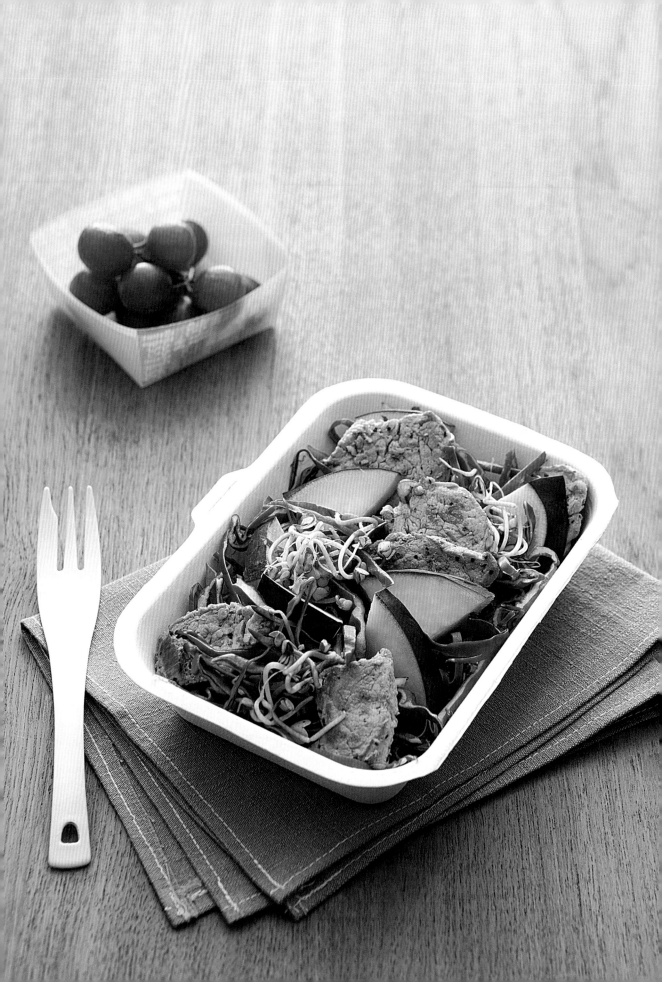

降脂活顏餐

外觀呈現紫色的蔬果含有花青素，它是類黃酮素的一種，不僅能夠強化血管壁，對於抗氧化及抗老化都有相當卓越的功效。現在就來介紹一道吃了就能變年輕的美味便當料理。

豬肉葡萄抗老沙拉

材料
豬里肌肉（先用清酒 1 大匙、蒜末 1/2 小匙、胡椒粉少許醃漬）、紫高麗菜少許、紫大頭菜少許、紅葡萄數顆

作法
❶ 豬里肌肉切成一口大小，放入清酒、蒜末和胡椒粉拌勻，然後微煎至肉熟。
❷ 紫高麗菜切絲；紫大頭菜切成一口大小的扁片狀，再將豬里肌肉鋪在上方，待沙拉完成後，用紅葡萄加以點綴。

美味tip
把紫高麗菜切絲後浸泡在冷水內會變得更鮮脆，放再久也能維持清脆口感。

〔延伸食譜〕

❶ 紫茄消脂豬肉沙拉
內部組織宛如海綿的茄子含水量足足高達 94%，不僅吸油，也能吸收體內的脂肪，並將它們排出體外，是代表性的減肥食材。搭配香甜地瓜和清淡的豬里肌肉一起吃，能使營養更均衡。

❷ 美顏藍莓優格沙拉
將藍莓放入零脂優格內一起打成泥，搭配內含紫高麗菜、紫大頭菜和雞胸肉的沙拉，吃起來酸酸甜甜，也能兼顧營養。

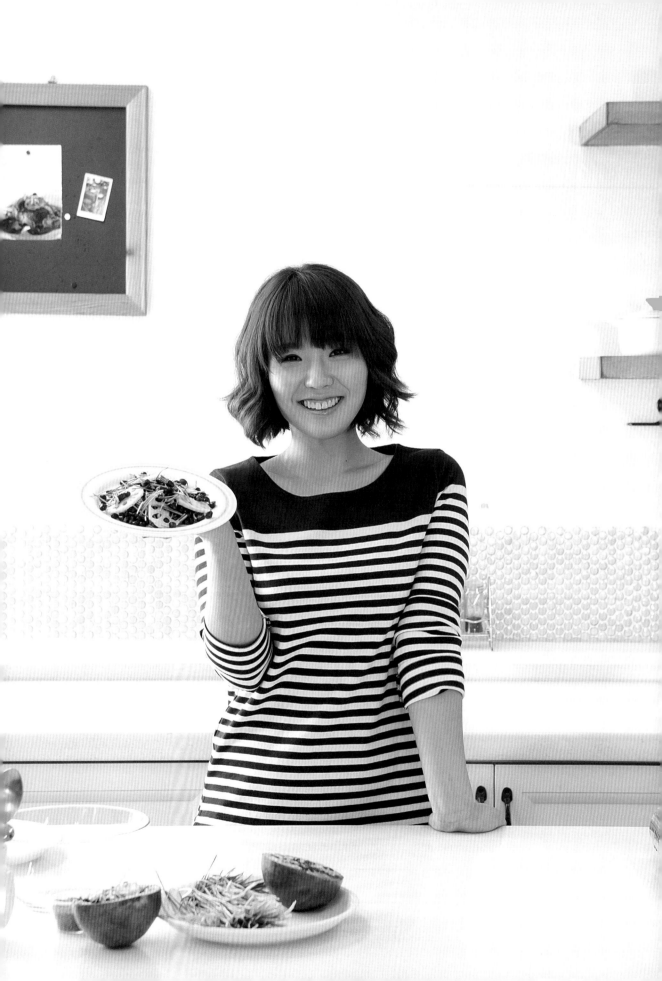

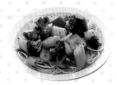

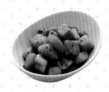

低卡飽足點心

即使在減肥，我反而更講究吃點心。
除了早餐、午餐和晚餐，連點心也不放過！
減肥時常要求自己別想合理化「只吃一點沒關係」的心態，
不過如果是吃自製的低卡美味點心，請善待自己安心享用吧！

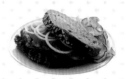

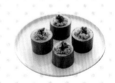

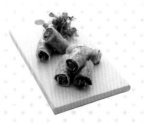

低卡蔬果脆片 158 kcal

因為想吃酥脆可口的餅乾便去了一趟超市，但是一看見後面標記的熱量，我立刻打消想吃的念頭。
可是轉身後又好想吃，於是整個人好像要爆炸的我便想出這道天然健康的蔬果餅乾。

材料
南瓜 100 公克、蘋果 100 公克、綠櫛瓜 100 公克、紅蘿蔔 100 公克

作法
❶ 所有材料均切成薄片。
❷ 上述食材用廚房紙巾擦掉水分，再放入預熱至 130 度的烤箱內烤 1 個半
　小時到 2 小時，或放入微波爐內微波到適當程度即可。

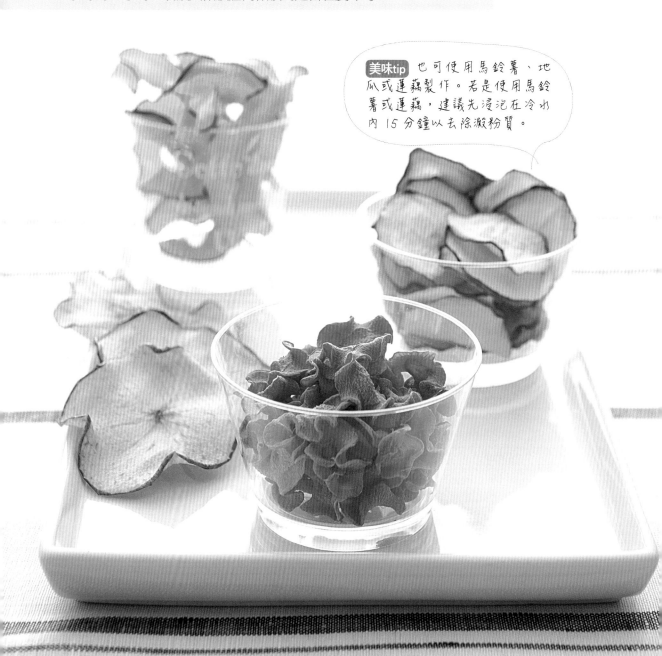

美味tip 也可使用馬鈴薯、地瓜或蓮藕製作。若是使用馬鈴薯或蓮藕，建議先浸泡在冷水內 15 分鐘以去除澱粉質。

高鈣南瓜起士球 89 kcal

當我感到疲勞時，只要吃了這道點心，心情彷彿也豁然開朗起來。在開滿迎春花的小路上，小雞們穿越草皮，而我宛如是置身於這個童話世界裡的公主，完成這道幸福洋溢的點心。

材料
南瓜 1 顆（拳頭大小）、低鹽起士 1 片、黑芝麻少許

作法
❶ 南瓜切大塊並放入微波爐內加熱，熟透後去皮並搗成泥。
❷ 將低鹽起士放入 ❶ 中拌勻，然後揉成圓球狀並撒上黑芝麻。

美味tip 可以一次大量做好再放進冷凍庫保存，要吃時用微波爐解凍後即可享用。

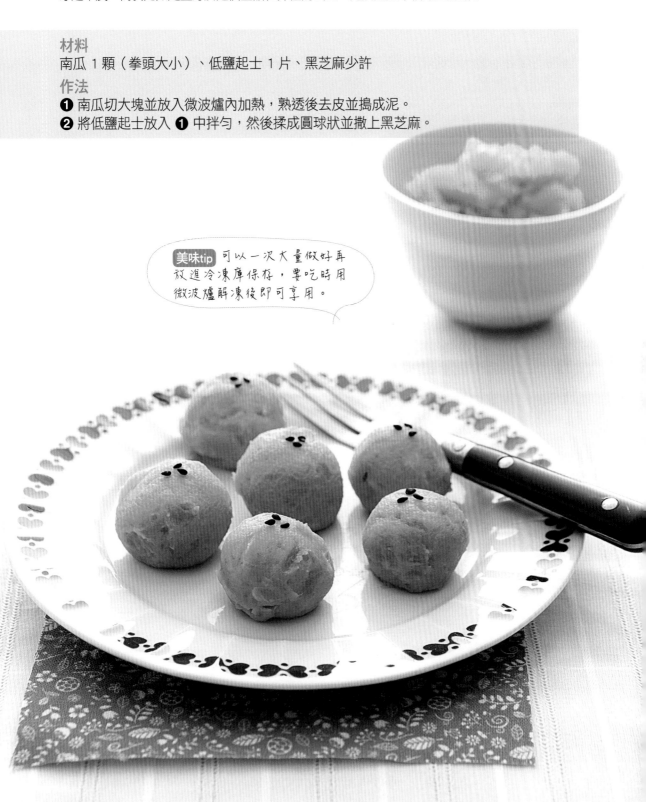

鮮蔬低脂炒年糕 330 kcal

每當看見 Q 彈有嚼勁的年糕，我也絲毫招架不住它的魅力。但是年糕的高熱量總是
讓我無法大快朵頤，所以我放了許多蔬菜完成這道低卡的蔬菜炒年糕！

材料
年糕和豆芽菜各 1 把、蘑菇 3 朵、綠花椰菜和洋蔥各半顆、紅椒和黃椒各 1/4 個、黑芝麻
少許、水 1 又 1/2 杯

調味料
低鹽醬油 1 大匙、寡糖 1/2 大匙

作法

❶ 年糕浸泡在冷水內；蘑菇對半切或切成四等分；綠花椰菜、洋蔥和彩椒切成一口大小。

❷ 將水倒入平底鍋內，並放入年糕、綠花椰菜和洋蔥熬煮，待洋蔥熟透後，放入蘑菇、彩
椒和調味料直到煮熟。

❸ 待❷的年糕煮軟後，將豆芽菜鋪在盤子上，再放上煮好的年糕，最後撒上黑芝麻即可。

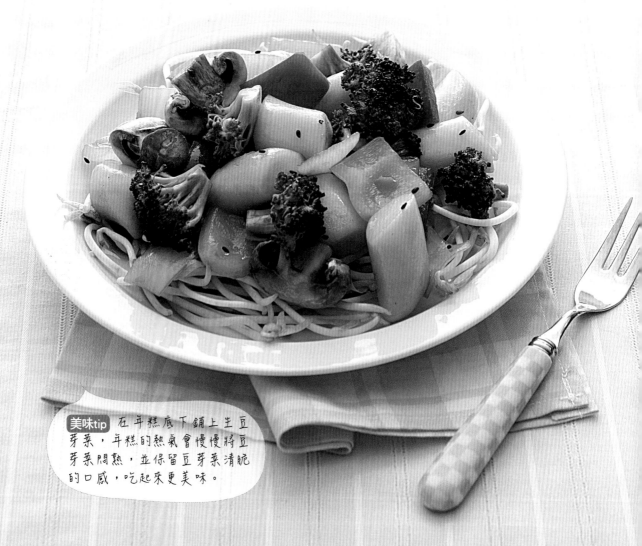

美味tip 在年糕底下鋪上生豆
芽菜，年糕的熱氣會慢慢將豆
芽菜悶熟，並保留豆芽菜清脆
的口感，吃起來更美味。

美肌香煎雙豆 290 kcal

每天運動後返家的路上，我家正對面的炸雞店總是會誘惑我的鼻子。雖然我也曾忍住不吃好多次，還是有幾次受不了它的誘惑，即使當天揮灑汗水拼命運動，最後也只是白費功夫。為了不再被誘惑，我用這道富含蛋白質及黃豆做成的點心來滿足口腹之慾。

材料
黃豆和黑豆各 1 小把、全麥麵粉 20 公克、橄欖油適量、白芝麻少許

調味料
韓式辣椒醬和寡糖各 1 大匙、醬油 1/2 大匙

作法
❶ 豆子浸泡 5 小時以上後用清水洗淨，然後煮到軟爛為止，接著撈起瀝乾水分。
❷ 將❶盛入盤中，再倒入全麥麵粉和一些水攪拌。
❸ 橄欖油倒入熱鍋中，並用湯匙舀起❷至鍋中微煎。
❹ 將調味料放入❸中拌勻，最後撒上白芝麻即可。

美味tip 豆子如果煮太久會有發酵的味道，因此不要煮超過 30 分鐘以上。

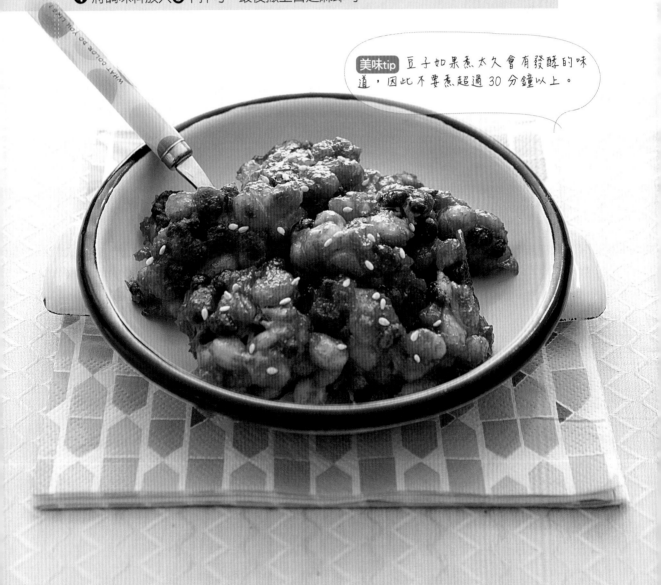

活力香甜地瓜粥 `282 kcal`

為了要減肥的女兒，我的爸媽開始種起蔬果，而農場種的作物就是地瓜！如同爸媽永無止盡的愛一般，我在腦海中想著牛奶與地瓜的絕妙搭配後，這道美味的地瓜粥便誕生了。

材料
地瓜 1 個（拳頭大小）、洋蔥 1/2 顆、低脂牛奶 200 毫升

作法
❶ 地瓜蒸熟後壓成泥。
❷ 洋蔥切細後用小火翻炒，再將❶放入一起拌炒，接著倒入牛奶並用湯勺攪拌直到煮滾。
❸ 將❷倒入食物調理機內打成泥，最後擺上小塊的熟地瓜和黑芝麻。

`美味tip` 洋蔥只要完全煮熟，就會散發出濃郁的甜味，不加蜂蜜或糖也能散發香甜滋味。

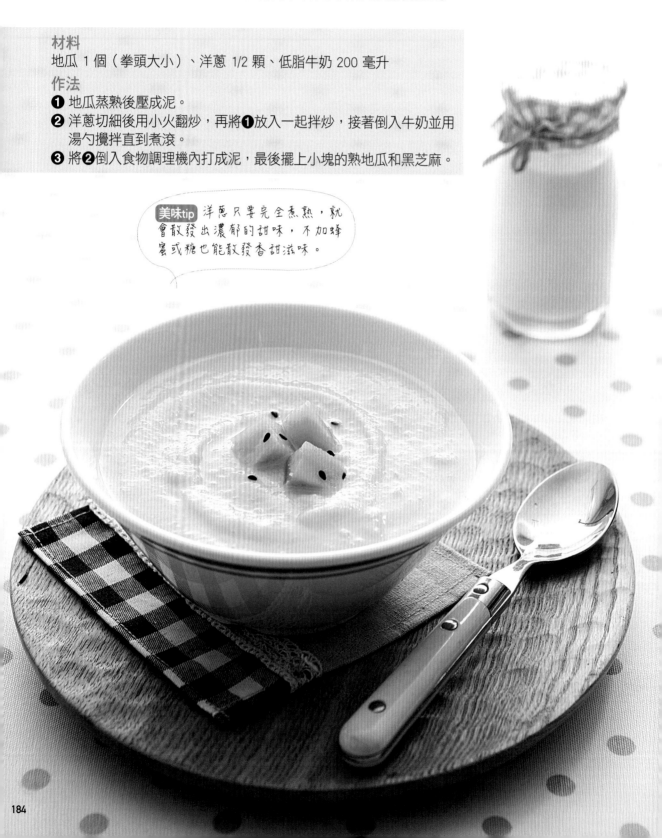

184

美白豆腐蒸櫛瓜 `200 kcal`

聽說吃清蒸櫛瓜有助於減肥，衝著對減肥有益的這句話，我實在無法棄它而去，於是絞盡腦汁想著該如何讓它變得更美味。首先讓它與我最愛的豆腐相結合，再搭配特製調味醬，從此綠櫛瓜再也不是我最痛恨的食物了。

材料
綠櫛瓜 1/2 條、豆腐 1/8 塊

調味料
青辣椒和紅辣椒各 1/4 根、醬油 1 大匙、水 3 大匙

作法
❶ 綠櫛瓜切成 5 公分的長段，底部預留 1 公分後用刀深深劃上 X 記號，然後放進電鍋內蒸 10 分鐘。
❷ 豆腐搗碎後放入微波爐內微波，取出後去除水分。
❸ 青辣椒和紅辣椒切成末，並和醬油、水一起拌勻製成調味醬。
❹ 將搗碎的豆腐放在蒸好的綠櫛瓜上，並淋上調味醬即可。

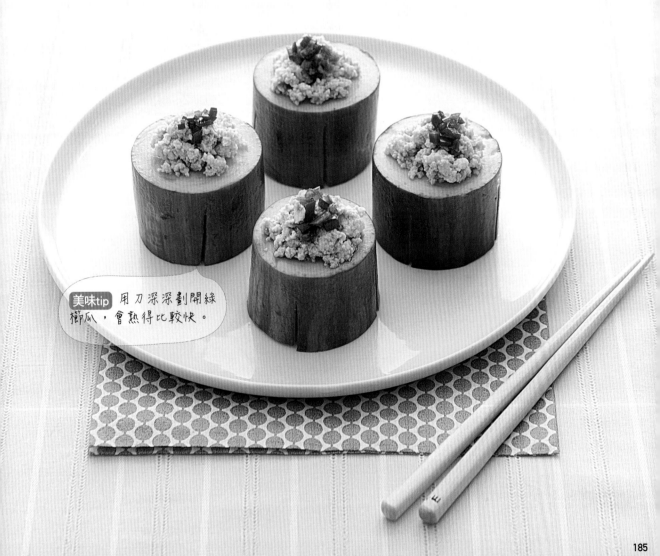

美味tip 用刀深深劃開綠櫛瓜，會熟得比較快。

韓式拔絲地瓜＆南瓜 260 kcal

當家裡只剩下比雞蛋小、但比鵪鶉蛋大的兩個地瓜時，我興起「大小剛好可以拿來做拔絲地瓜」的念頭。不過只用兩個小地瓜做似乎有些不盡興，於是我拿出剩下的半顆南瓜一起料理，才誕生出這道別出心裁的點心。

美味tip 建議選用水分少的地瓜，烹調過程中才能避免形狀被壓壞。

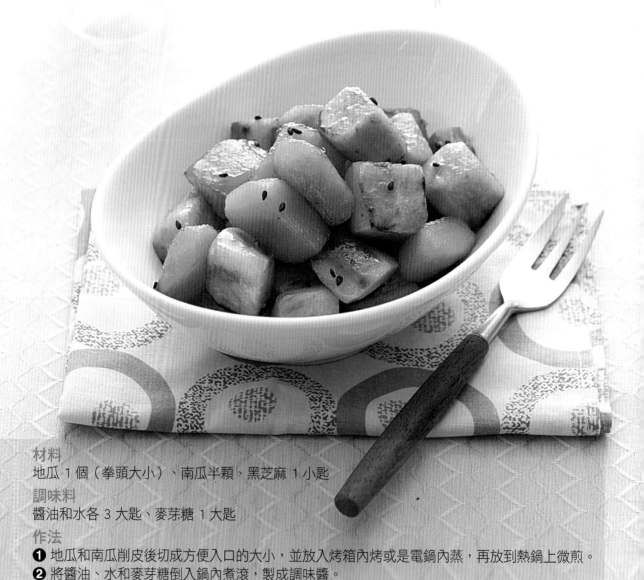

材料
地瓜 1 個（拳頭大小）、南瓜半顆、黑芝麻 1 小匙
調味料
醬油和水各 3 大匙、麥芽糖 1 大匙
作法
❶ 地瓜和南瓜削皮後切成方便入口的大小，並放入烤箱內烤或是電鍋內蒸，再放到熱鍋上微煎。
❷ 將醬油、水和麥芽糖倒入鍋內煮滾，製成調味醬。
❸ 將煎過的地瓜和南瓜放入❷中，並用中火燉煮。
❹ 待❸的湯汁差不多收乾後，盛盤並撒上黑芝麻。

無油牛肉蔬菜捲 `230 kcal`

受邀參加喬遷宴時，我一看見餐桌上的培根蔬菜捲就對它一見鍾情，用培根層層捲起蔬菜而完成的料理，不禁讓人垂涎欲滴。可是儘管裡面包有蔬菜，培根對我而言還是有些負擔，於是我用口味清爽的牛肉來代替培根。比起培根蔬菜捲，牛肉蔬菜捲才是最佳選擇。

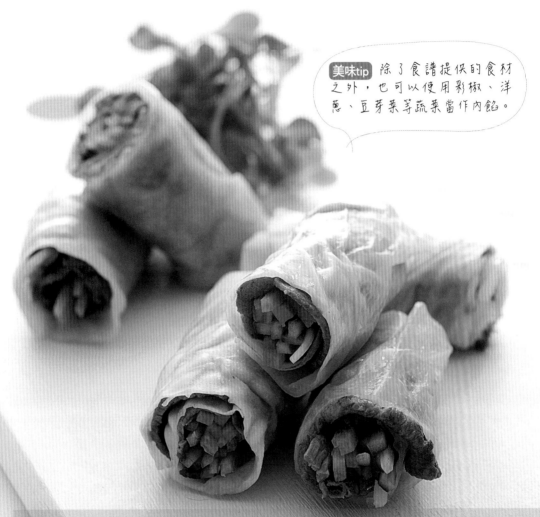

美味tip 除了食譜提供的食材之外，也可以使用彩椒、洋蔥、豆芽菜等蔬菜當作內餡。

材料
高麗菜 5 片、小黃瓜 1/2 根、紅蘿蔔 1/3 根、牛肉（上腰肉）100 公克

調味料
蒜末 2 大匙、清酒 1~2 小匙、胡椒粉少許
蒜頭沾醬▶蒜末 6 大匙、韓式味噌醬 3 大匙、蔥末和洋蔥末各 2 大匙、香麻油和碎核桃各 1 大匙、芝麻鹽 1/2 大匙

作法
❶ 高麗菜用滾水汆燙 15 秒；將小黃瓜切成薄片，再和紅蘿蔔一起切成絲。
❷ 將牛肉和蒜末、清酒、胡椒粉一起放入熱鍋中拌炒。
❸ 將切成絲的小黃瓜、紅蘿蔔和❷一起鋪在高麗菜上，並塗上調製好的蒜頭沾醬再捲起來即可。

降壓南瓜鮪魚捲 110 kcal

炎炎夏日沒有食慾，媽媽便為我特製這道點心。在清脆爽口的小黃瓜裡放入南瓜再捲起，最後在頂端擺上香氣逼人的鮪魚就完成了。夏天不想開伙時，也能完成這道賞心悅目的鮪魚捲。

材料
南瓜 1 個（拳頭大小）、鮪魚罐頭 1/4 罐、小黃瓜切片 6 片、蘿蔔嬰適量

作法
❶ 南瓜蒸熟後壓成泥；鮪魚用濾網過篩，再用滾水稍微汆燙，接著撈起瀝乾水分。
❷ 用粗鹽搓洗小黃瓜並用清水洗淨，再用削皮器從頭至尾將小黃瓜削成薄片。
❸ 將切成薄片的小黃瓜捲成中空圓柱後填入南瓜泥，最後在上方擺上鮪魚和蘿蔔嬰。

美味tip 香甜可口的南瓜與香氣逼人的鮪魚是絕妙組合，也可用地瓜代替南瓜，是一道美胃的開胃菜。

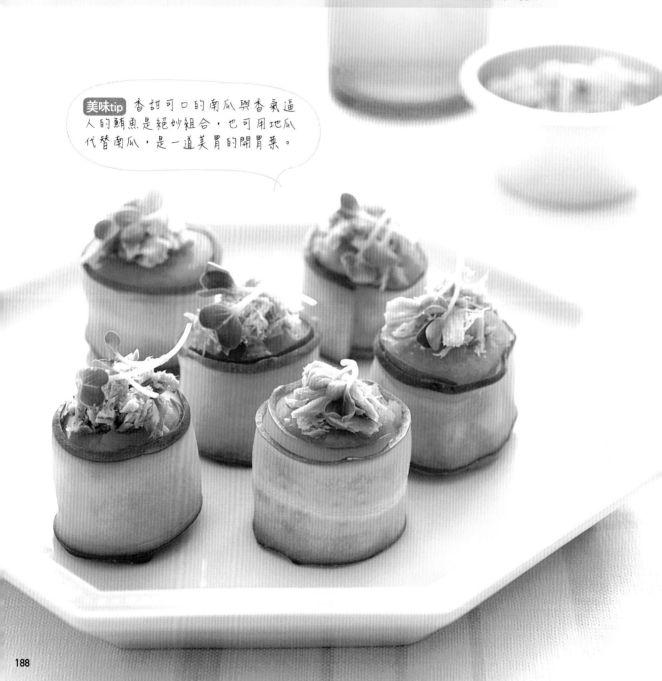

甜在心雞蛋糕 [120 kcal]

某次在節目中，我吃到洪仁圭前輩親手做的美味雞蛋糕後，就一直念念不忘，於是我參考前輩的食譜後，用全麥麵粉代替鬆餅粉，再加入地瓜和蔬菜，便完成這道低卡雞蛋糕。

材料
雞蛋 2 顆、地瓜 1/2 個（拳頭大小）、洋蔥 1/8 顆、紅蘿蔔 1/16 根、全麥麵粉 1 大匙、牛奶 15 毫升、巴西里和海鹽少許、橄欖油適量、瑪芬模型數個

作法
❶ 地瓜、洋蔥和紅蘿蔔洗淨後切成細末狀。
❷ 將 1 顆雞蛋、全麥麵粉、牛奶和海鹽倒入碗中，再將❶倒入一起拌勻。
❸ 塗一些橄欖油在瑪芬模型上，再將❷倒入瑪芬模型內至 5 分滿，然後在上方打一顆雞蛋，並撒上少許巴西里和海鹽。
❹ 將❸放入微波爐內微波至全熟，或是放入預熱至 180 度的烤箱內烤 25 分鐘即可。

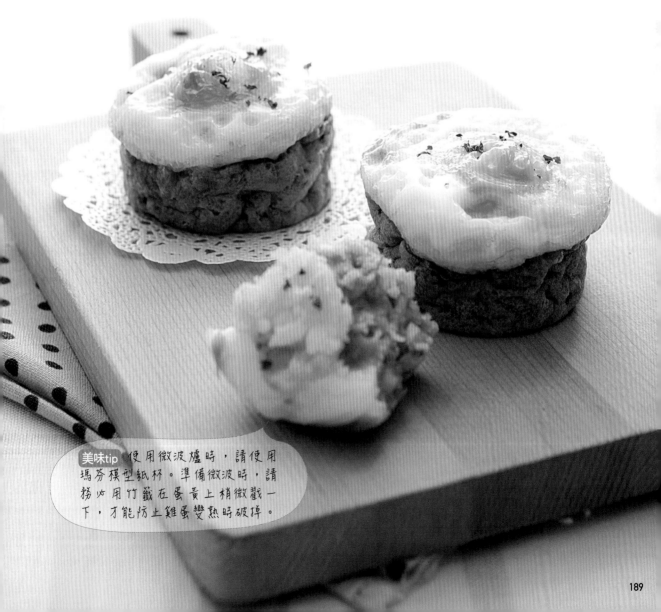

美味tip 使用微波爐時，請使用瑪芬模型紙杯。準備微波時，請務必用竹籤在蛋黃上稍微戳一下，才能防止雞蛋變熟時破掉。

黑麥營養三明治 290 kcal

這是我幻想自己在草地上趴著看書，然後一邊和小狗追逐嬉戲時，出現在我幻想情境中的三明治。
使用富含纖維素的黑麥麵包代替白麵包，再選用對減肥有益的食材來取代基本款三明治內的配料。
如果再抹上帶有口感的芥末籽醬，壓力似乎也會跟著遠走高飛。

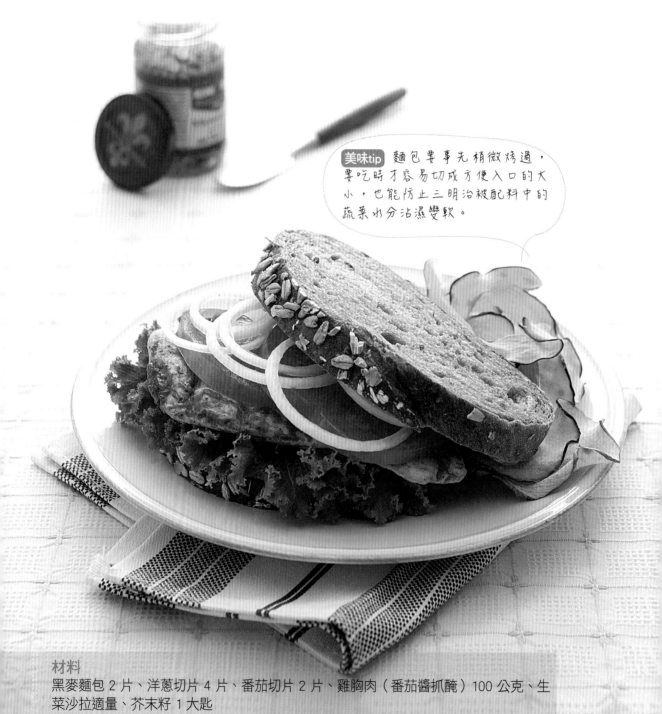

美味tip 麵包要事先稍微烤過，要吃時才容易切成方便入口的大小，也能防止三明治被配料中的蔬菜水分沾濕變軟。

材料
黑麥麵包 2 片、洋蔥切片 4 片、番茄切片 2 片、雞胸肉（番茄醬抓醃）100 公克、生菜沙拉適量、芥末籽 1 大匙

作法
❶ 黑麥麵包放進烤箱內微烤 2 分鐘；番茄和洋蔥切成薄片。
❷ 將芥末籽塗抹在其中一片麵包上，再擺上燙熟的雞胸肉、生菜沙拉、洋蔥和番茄。

亮眼花椰地瓜餅 260 kcal

我偶爾也會想要放鬆一下，於是在我很宅、很邋遢地獨自享用早午餐的某一天，我完成了這道點心。帶有斑駁色彩的翠綠色花椰菜將我慵懶邋遢的模樣發揮得淋漓盡致。

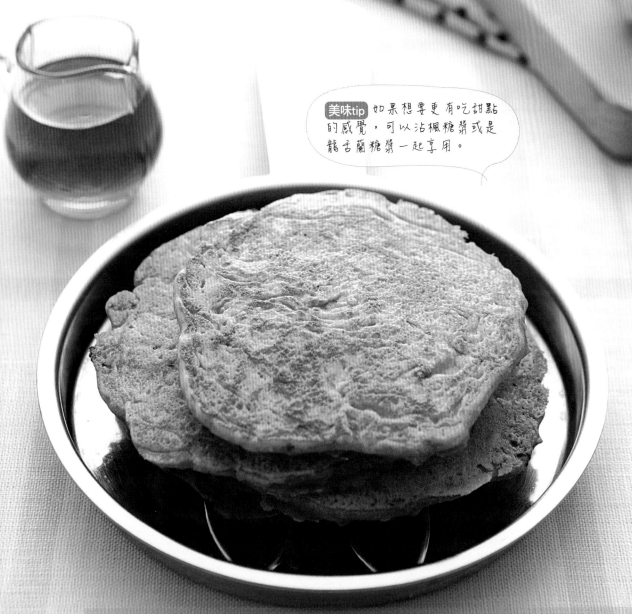

美味tip 如果想要更有吃甜點的感覺，可以沾楓糖漿或是龍舌蘭糖漿一起享用。

材料
地瓜 1 個（拳頭大小）、花椰菜 1/3 顆、全麥麵粉 2 大匙、雞蛋 1 顆、水 1 杯、海鹽少許、橄欖油適量

作法
❶ 地瓜放進電鍋內蒸熟後取出壓成泥；花椰菜切成細末狀後備用。
❷ 將花椰菜、全麥麵粉、雞蛋、水和海鹽放入地瓜泥中拌勻。
❸ 橄欖油倒入熱鍋中，再舀出一湯匙的❷放入鍋中，將正反面煎熟即可。

五穀能量拿鐵 170 kcal

在某個身體不適，整個人病懨懨到應該吃些粥的日子，我卻沒有任何力氣將白米慢慢熬成粥。為了吃藥，我將飯放入食物調理機中打成泥，便完成這道讓人在生病時一定會想起的五穀拿鐵！

材料
五穀飯少許、低脂牛奶 200 毫升、肉桂粉少許

作法
將五穀飯和牛奶倒入食物調理機中打成泥，再倒入杯子裡並撒上肉桂粉。

美味tip 將五穀飯和牛奶打成泥的拿鐵，綿密又有分量。如果再撒上肉桂粉，味道會更加濃郁。

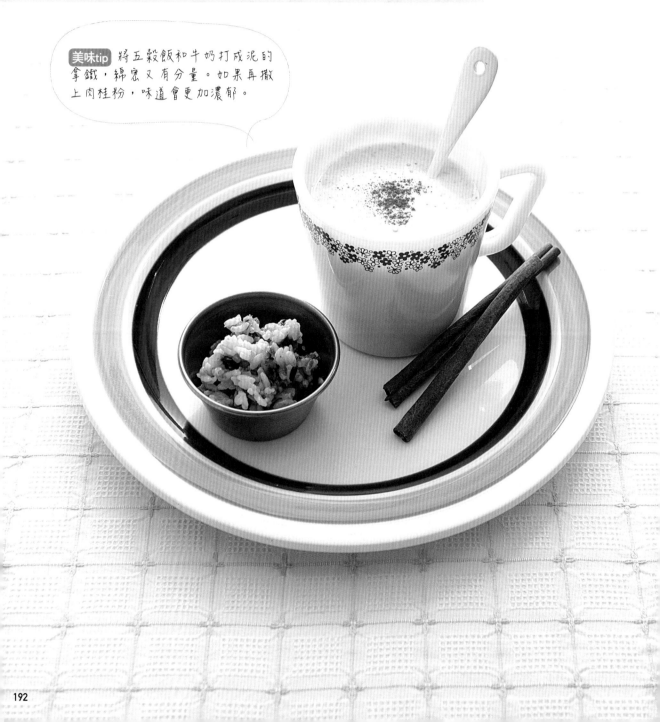

石榴多酚韭菜沙拉 `132 kcal`

為了慶祝聖誕節，我使用能讓人變成大美女的紅色石榴，並用韭菜來呈現清新的綠色，搭配富含膳食纖維的蓮藕，便完成這道我個人專屬的歡樂聖誕料理。

材料

韭菜 1 把、石榴 1/3 個、蓮藕 1/4 條、橄欖油適量、胡椒粉少許

作法

❶ 韭菜切成 5～6 公分的長段；石榴對切成一半，用湯匙挖出裡面的果肉。

❷ 蓮藕切成薄片，並放入滾水中汆燙再撈起。

❸ 將❶和❷盛盤後，可直接享用或是淋上自己喜愛的沙拉醬再品嚐。

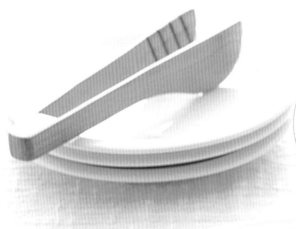

美味tip 蓮藕雖有苦澀味，但加熱後仍然清脆好吃，與其生吃，建議先用滾水稍微汆燙後再吃。此外，相較於一般韭菜，細葉韭菜更耐熱好吃，適合用作沙拉。

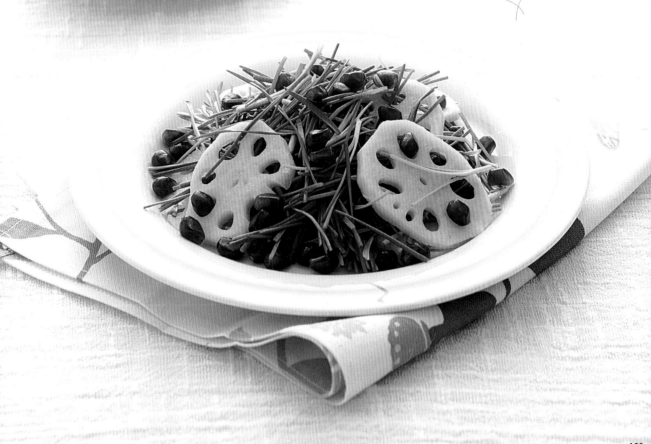

五彩高酵排毒果汁 85 kcal

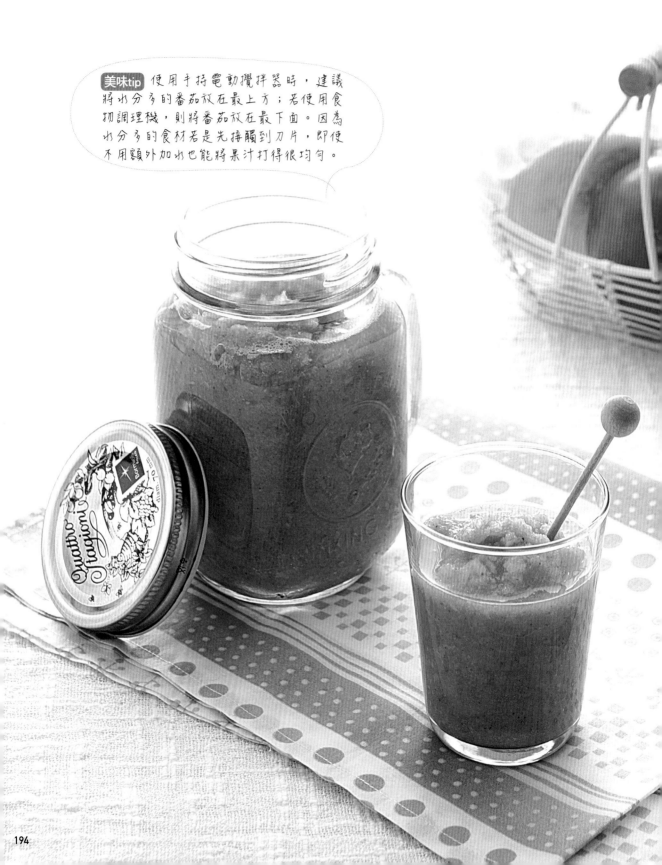

美味tip 使用手持電動攪拌器時，建議將水分多的番茄放在最上方；若使用食物調理機，則將番茄放在最下面。因為水分多的食材若是先接觸到刀片，即使不用額外加水也能將果汁打得很均勻。

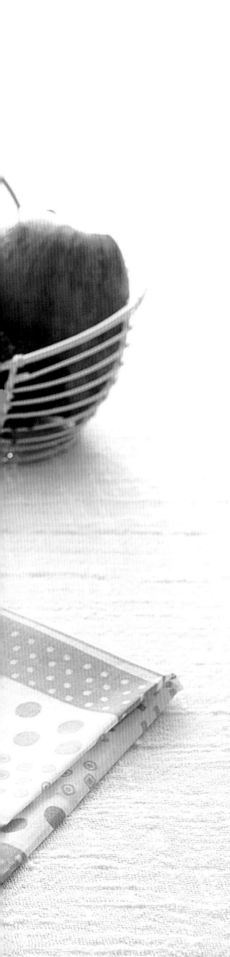

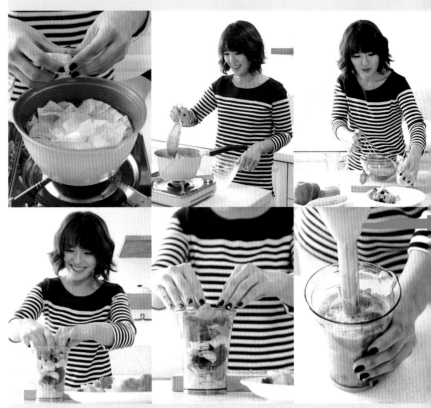

　　只要減肥，就會出現便秘、掉髮、經期失調、長痘痘或是個性變得很敏感等副作用？究竟我健康瘦身卻毫無副作用的減肥秘訣是什麼呢？

　　結合能幫助腸胃蠕動的高麗菜、防止掉髮的黑豆、改善經期失調的綠花椰菜、維持肌膚彈性的番茄、讓皮膚透亮的蘋果、富含鈣且能幫助身體排出鈉的香蕉等食材所製成的果汁，就是讓我瘦 50 公斤的最大功臣。

材料
高麗菜 1/4 顆、番茄 1 顆、香蕉 1/2 根、紅蘿蔔 1/4 根、綠花椰菜和蘋果各 1/4 顆、梅子醋適量

作法
❶ 高麗菜洗淨後放入滾水中汆燙，接著瀝乾水分後備用。
❷ 綠花椰菜切成適當大小後放入滾水中汆燙，接著放入冷水內清洗並撈起。
❸ 番茄、香蕉、紅蘿蔔和蘋果切成適當大小，然後放入❶、❷的食材及梅子醋，並用手持電動攪拌器打成泥後即完成。

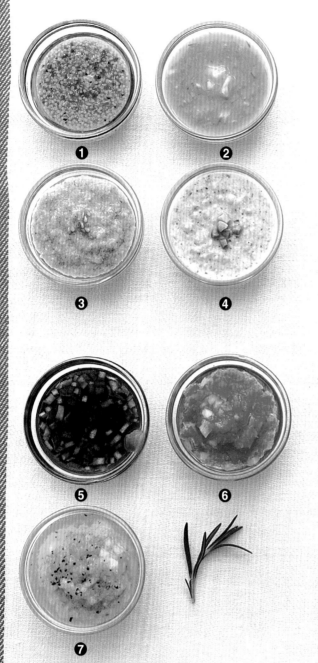

✱ 肉類淋醬

　　使用帶有辛辣味道又有口感的芥末籽，或是微鹹順口又能促進食慾的韓式味噌醬來製作淋醬，在清蒸或是水煮肉類時，可以消除令人擔心的肉腥味。而味道香濃的芝麻洋蔥淋醬或是花生淋醬能讓清爽的肉類吃起來更加可口。

❶ **芥末籽淋醬**▶檸檬汁 4 大匙、橄欖油 1 大匙、芥末籽 2 小匙、海鹽 1 小匙、胡椒粉少許。

❷ **韓式味噌淋醬**▶昆布高湯 2 大匙，韓式味噌醬 1 大匙、洋蔥末少許、蠔油 1 大匙、蜂蜜 1 小匙。

❸ **芝麻洋蔥淋醬**▶洋蔥泥及蘋果泥、芝麻各 1 大匙、醋 2 小匙、葡萄籽油和蜂蜜各 1 小匙。

❹ **花生淋醬**▶花生和杏仁各半把、檸檬汁或橘子汁 2 大匙。

✱ 海鮮淋醬

　　嗆辣又開胃的芥末、鮮甜的彩椒、帶有濃濃異國風味的咖哩等淋醬能幫口味清淡或散發腥味的海鮮加分不少。這裡介紹幾種和海鮮相當對味的開胃清爽淋醬。

❺ **醬油芥末淋醬**▶醬油 2 大匙、洋蔥末少許、檸檬汁和芥末各 1 大匙、香麻油 1 小匙。

❻ **彩椒淋醬**▶彩椒泥 2 大匙、橄欖油和檸檬汁各 1 大匙、醋 1/2 大匙、蒜末和洋蔥末各 1 小匙、海鹽和胡椒粉少許。

❼ **咖哩淋醬**▶醋和蘋果泥各 1 大匙、橄欖油 2 小匙、咖哩粉和洋蔥末各 1 小匙、胡椒粉少許。

大口沾醬也不怕！低脂沙拉醬配方大公開

　　蔬菜可以無限吃？話雖如此，卻容易吃膩，所以我都淋上滿滿的沙拉醬，然後吃得津津有味。殊不知沙拉醬的卡路里竟然這麼高，反而害我變胖，於是我開始親手調製沙拉醬。先觀察市面上販賣的沙拉醬種類及卡路里，在仔細查看成分表後，刪掉高卡路里食材，放入能取代的低卡食材。

　　此外，我也發揮之前大吃大喝的經驗，嚴選出適合搭配這些沙拉醬的料理。自己想吃的料理搭配現做現吃的沙拉醬，不僅能增添食物風味，又能降低卡路里，讓減肥過程變得好幸福。

★ 蔬菜淋醬

如果是用米飯搭配生菜沙拉，我推薦東方油醋淋醬。醬油、橄欖油、芝麻和飯很搭，能使沙拉變成一道下飯的配菜。紫蘇籽和黑芝麻則是香氣濃厚，能增添蔬菜的香氣。

從營養層面來看，含有豐富的優質不飽和脂肪酸，對身體非常有益。若選擇肉類當主菜再搭配蔬菜，法式淋醬最為恰當。嚐起來清爽又開胃，使蔬菜的味道更上一層樓。

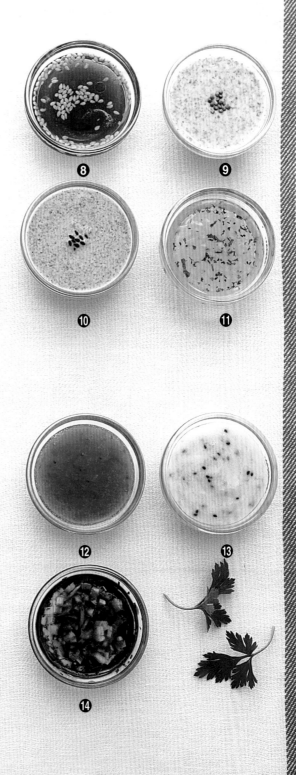

❽ 東方油醋淋醬▶醬油 3 大匙、橄欖油及檸檬汁、芝麻鹽、梅子醋各 1 大匙、蒜末 2 小匙、醋 1 小匙、海鹽和胡椒粉少許。

❾ 紫蘇籽淋醬▶炒過的紫蘇籽和優酪乳各 2 大匙、低脂美乃滋和檸檬汁各 1 大匙、蜂蜜 1/2 大匙、海鹽少許。

❿ 黑芝麻淋醬▶豆奶 3 大匙、炒過的黑芝麻 2 大匙、豆腐 1 大匙、醋和蜂蜜各 1/2 大匙、海鹽少許。

⓫ 法式淋醬▶橄欖油和醋各 3 大匙、梅子原汁和洋蔥末各 1 大匙、巴西里末 1 小匙、海鹽和胡椒粉少許。

★ 水果淋醬

雖然水果本身就是酸酸甜甜的，若再增添用水果製成的淋醬，味道會更加特別。尤其是吃到甜度低或是沒什麼味道的水果時，更能增添口感。

如果只用水果當正餐，再搭配含有低脂優格的淋醬，吃起來會更有飽足感，也能同時攝取蛋白質及鈣質。

⓬ 草莓淋醬▶草莓 5 顆（磨成泥）、檸檬汁 1 大匙。

⓭ 奇異果淋醬▶奇異果 1 顆（磨成泥）、低脂原味優格 1 杯。

⓮ 巴薩米可醋淋醬▶巴薩米可醋 3 大匙、橄欖油 2 大匙、蜂蜜及洋蔥末、羅勒末、海鹽各 1 小匙、胡椒粉少許。

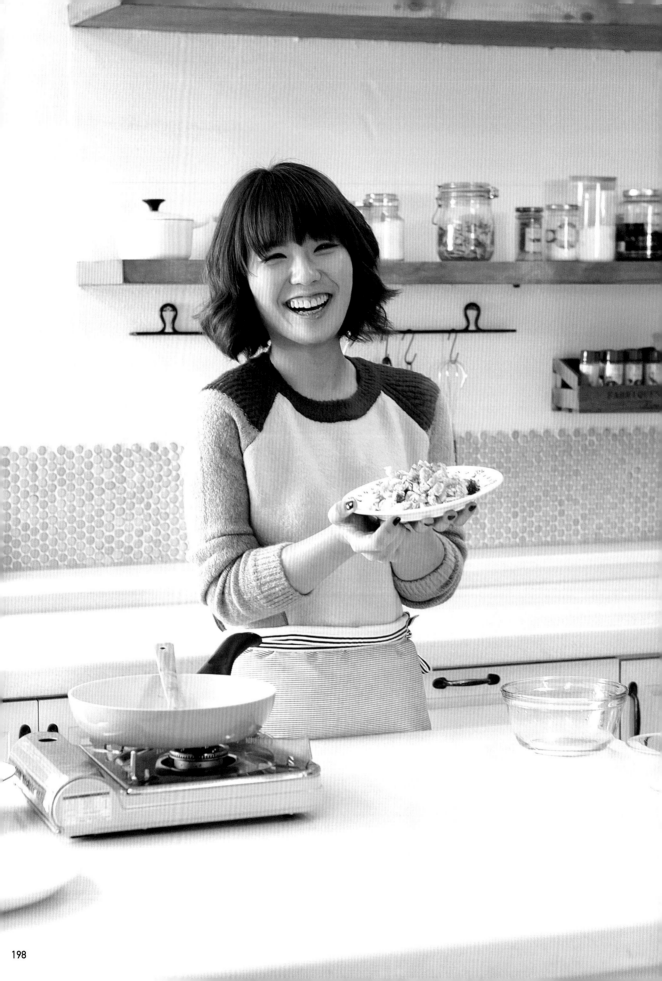

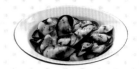

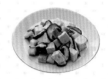

大口吃也沒有罪惡感的

不發胖宵夜

肚子餓時要我睡覺？
大腦發出飢餓訊息時要我喝水就好？
這是在開玩笑嗎？減肥的最大天敵「宵夜」，
其實是可以毫無負擔並開心享用的！

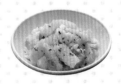

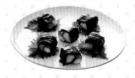

韓式開胃拌冬粉 190 kcal

每逢生日，媽媽就會做拌冬粉給我吃。錄製〈瘦身女孩〉時，只要我生日，她就會用蒟蒻絲和黃豆芽來代替高卡路里的冬粉，為我完成這道美味料理。現在我將這道充滿媽媽愛心與心意的減肥版韓式拌冬粉推薦正在減肥的朋友們。

材料
蠔菇、黃豆芽和蒟蒻絲各 1 把、菠菜 20 公克、黑芝麻少許

調味料
低鹽醬油 1 大匙、糖 1/2 大匙

作法
❶ 去除蠔菇根部，並將梗部一一撥開；菠菜用滾水稍微汆燙後擰乾水分。
❷ 將蠔菇和黃豆芽放進平底鍋內，並蓋上鍋蓋煮至熟透。蒟蒻絲先用滾水汆燙，再用冷水沖洗，接著用濾網撈起並瀝乾水分。
❸ 將蠔菇、黃豆芽、蒟蒻絲和燙過的菠菜盛入盤中，再放入低鹽醬油、寡糖和黑芝麻一起拌勻。

美味tip 可以將蠔菇換成雞胸肉、牛肉或豬肉。另外，也可以換成在韓國食品專門店可買到的明太魚乾，不過料理前記得先放在水中泡軟備用。

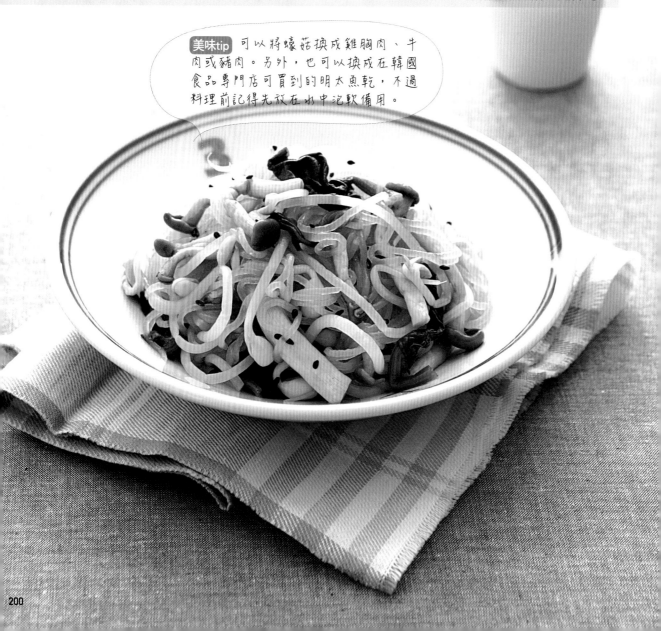

元氣香柚拌花枝 130 kcal

在身體疲累不舒服或是需要補充提神飲料的日子，只要吃了這道沙拉，就會精力充沛。花枝含有相當豐富的牛磺酸，能夠消除疲勞；葡萄柚則可以提升元氣和免疫力。一旦吃了這道夢幻料理，便能將疲勞拋到九霄雲外去。

材料
葡萄柚 1/2 顆、花枝 1/2 隻、蒜末 1/2 小匙、巴西里少許

作法
❶ 將葡萄柚切成方便入口的大小；花枝先去掉皮膜再切花刀，接著用滾水汆燙，並切成方便入口的大小。

❷ 將❶和切好的葡萄柚、蒜末、巴西里放在一起拌勻。

> 美味tip 花枝先去皮膜再烹調，可降低50%的鹽分。另外，建議用廚房紙巾包住花枝再去皮膜會更方便。

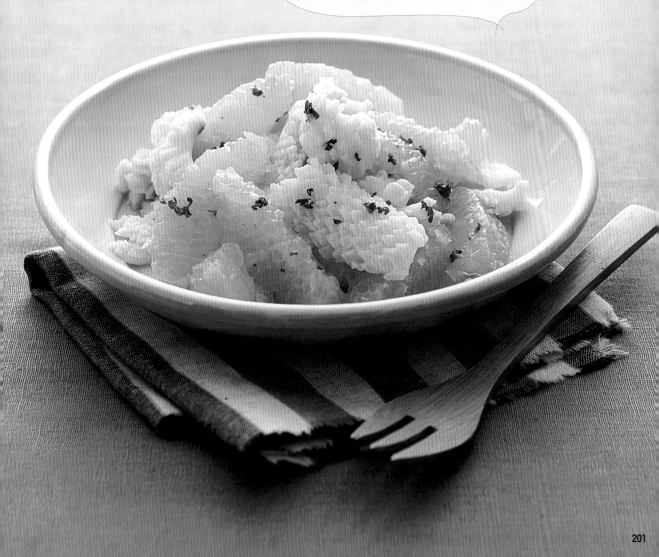

消脂綠茶烤淡菜 `190 kcal`

為了拿到爸爸給的零用錢，我做了烤淡菜當他的下酒菜。搜尋如何處理淡菜的方法時，得知它是有助於減肥的食物因而完成這道料理。雖然看似簡單，卻很上得了檯面，是與朋友小酌時不能錯過的最佳下酒菜。

材料
淡菜 10 個、綠茶粉 4 大匙、蒜末 3 大匙、巴西里 1 大匙、低鹽起士 1 片

作法
❶ 淡菜處理好並洗淨，放入綠茶粉、蒜末和巴西里一起拌勻。
❷ 將淡菜放入電鍋內蒸，待殼打開後，撥掉其中一邊的殼。
❸ 適量地將起士鋪在❷上方，再放入微波爐內微波至起士稍微融化即可取出。

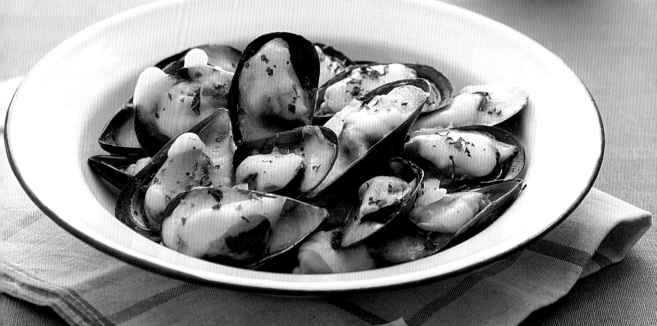

美味tip 使用綠茶粉可去除海鮮持有的腥味。另外，除了淡菜外，也可以使用海瓜子或是蛤蠣等各種貝類來料理。

牛蒡豬肉代謝捲　186 kcal

起士加黃豆會使鈣質流失；菠菜加豆腐會導致結石；牛奶加砂糖會使維他命 B1 流失；桔梗根若與豬肉一起食用，更會使桔梗根的功效消失。當我在研究食物相生相剋表時，得知豬肉與牛蒡是夢幻組合後，便著手完成這道料理。

美味tip 挑選肉片時，建議盡量選用脂肪較少的部位，或是用腰內肉代替。此外，要選擇薄又大的肉片，才能在放入蔬菜捲起時，防止豬肉捲散開。如果肉片太厚，可以用刀背將肉打薄。

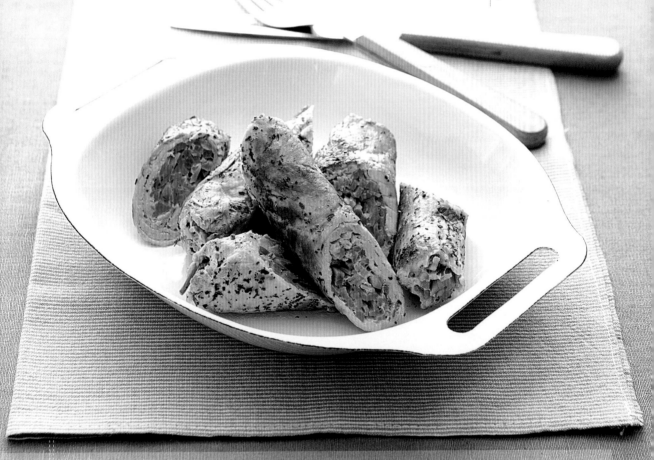

材料

豬肉（前腿肉或後腿肉）70 公克、牛蒡 30 公克、紅蘿蔔半根、蒜末 1 大匙、清酒 1～2 小匙、香草粉和胡椒粉少許

作法

❶ 用清酒和胡椒粉稍微抓醃豬肉，再將豬肉放到砧板上攤平，並塗上蒜末。
❷ 將牛蒡和紅蘿蔔切成絲後放入滾水中汆燙，然後鋪到❶的肉片上再層層捲起。
❸ 將❷放入電鍋內蒸，接著放入熱鍋中並撒上香草粉用小火微煎即可。

高纖牛肉蒸香菇 130 kcal

香菇脂肪含量低並含有豐富膳食纖維，更有助於減肥，有嚼勁的口感完全不輸肉類。當它與真的肉類相遇時，讓人難以忘懷的味道就此誕生，絕對是一道逢年過節時值得推薦給減肥朋友們的料理。

材料
牛肉（瘦肉）30 公克、香菇 3 朵、雞蛋 1 顆、青蔥 1/2 支、清酒 1~2 大匙、胡椒粉少許

作法
❶ 牛肉剁碎；切掉香菇的梗，並將梗的部分和青蔥一起切成細末狀；雞蛋打散。
❷ 將剁碎的牛肉、香菇的梗、青蔥、清酒和胡椒粉放入大碗中混勻，接著塞進香菇內側。
❸ 在❷的外圍沾上雞蛋液後放入電鍋內蒸熟。

美味tip 可以用蝦子、花枝或是白肉魚類等海鮮來取代牛肉，也會很美味。此外，也可以不沾雞蛋液直接蒸，或是像煎餅一樣放在熱鍋上煎來吃也不錯。

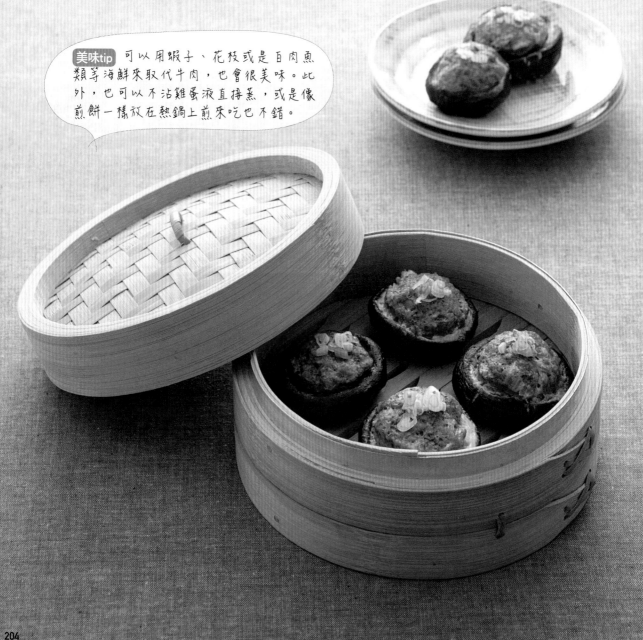

無油雞肉煎餅 195 kcal

雞胸肉是減肥期間必吃的代表性食物，如果每天吃也容易因吃膩而感到食之無味。因此，可以換個方式料理，添加香草粉使香味四溢，就變成全新的雞胸肉料理，吃起來會更加美味可口。

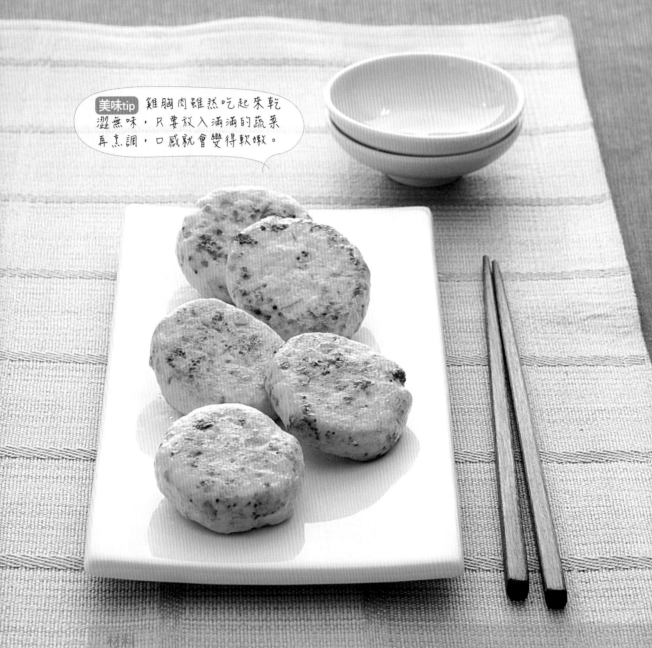

美味tip 雞胸肉雖然吃起來乾澀無味，只要放入滿滿的蔬菜再烹調，口感就會變得軟嫩。

材料

雞胸肉 1 塊（半個手掌大，約 100 公克）、牛奶適量、蛋白 1 個、洋蔥和綠花椰菜各 1/4 顆、紅蘿蔔 1/6 根、蒜末和全麥麵粉各 1 大匙、胡椒粉少許

作法

❶ 將雞胸肉浸泡在牛奶中 30 分鐘以去除腥味，然後放入食物調理機中打成泥。

❷ 將洋蔥、綠花椰菜和紅蘿蔔切成細末狀，再將所有材料放在一起混勻。

❸ 將❷揉捏成扁圓形後放入熱鍋中煎熟。

蔬果多雞肉串 170 kcal

每次只要經過賣雞肉串的路邊攤，我都會閉上眼睛並唸咒語「那是鴿子肉，那是鴿子肉」。當那句咒語失效時，我便會親手自製雞肉串來代替路邊攤的高卡路里雞肉串。放入能夠軟化肉質的鳳梨，使乾澀的雞胸肉變得軟嫩可口，這道有助於消化的雞肉串就誕生了。

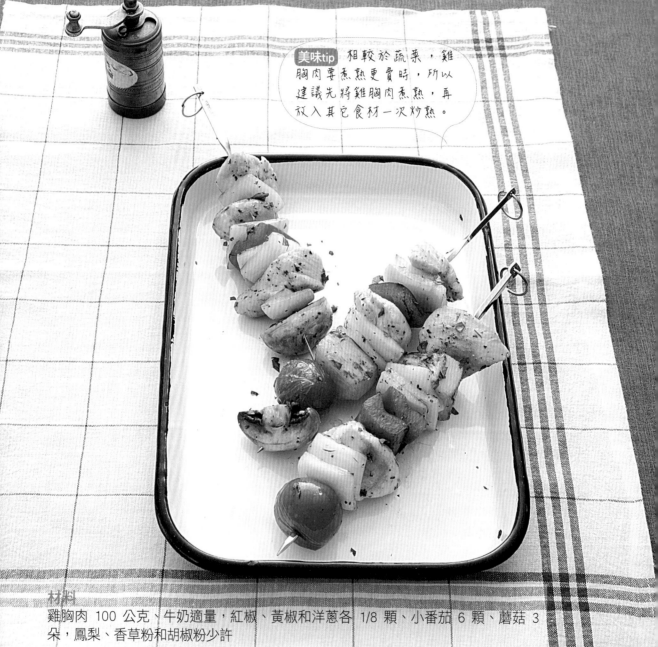

美味tip 相較於蔬菜，雞胸肉要煮熟更費時，所以建議先將雞胸肉煮熟，再放入其它食材一次炒熟。

材料

雞胸肉 100 公克、牛奶適量，紅椒、黃椒和洋蔥各 1/8 顆、小番茄 6 顆、蘑菇 3 朵，鳳梨、香草粉和胡椒粉少許

作法

❶ 雞胸肉泡在牛奶中半小時去除腥味，再放入香草粉和胡椒粉醃 10 分鐘。

❷ 將雞胸肉、彩椒、洋蔥、蘑菇和鳳梨切成方便入口的大小。

❸ 將雞胸肉放入熱鍋中拌炒，再放入❷和小番茄，並加入 1～2 大匙的水微煎。接著再撒上少許的香草粉和胡椒粉繼續煎。

❹ 將煎好的雞胸肉和蔬果輪流插到竹籤上，雞肉串就完成了。

低鈉海帶捲章魚 110 kcal

結合了有助於消除疲勞的食材，是道很累時適合享用的料理。無須額外使用鹽巴調味就能感受到微鹹海水味的章魚，還有能夠防止皮下脂肪堆積的海帶，以及加熱後更加鮮甜美味的鳳梨，絕對能使飽受疲勞轟炸的身體變得活力充沛。

材料
熟章魚 100 公克、海帶 50 公克、鳳梨 1/4 塊

作法
❶ 將章魚和鳳梨切成方便入口的大小。
❷ 將放在水中泡軟的海帶切成適當大小後再放上❶，並捲成方便入口的大小即可。

美味tip 可以使用汆燙過的花枝和蘋果、葡萄柚等食材來代替章魚和鳳梨，也會很美味。或同時放入小黃瓜或洋蔥也不錯。

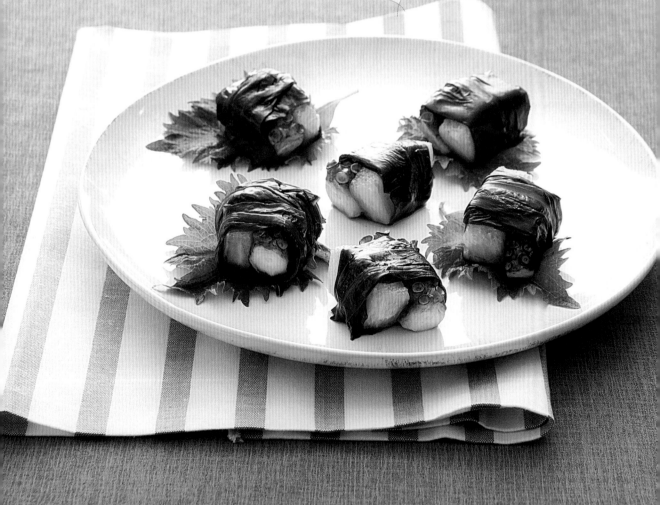

涼拌芝麻葉豆腐

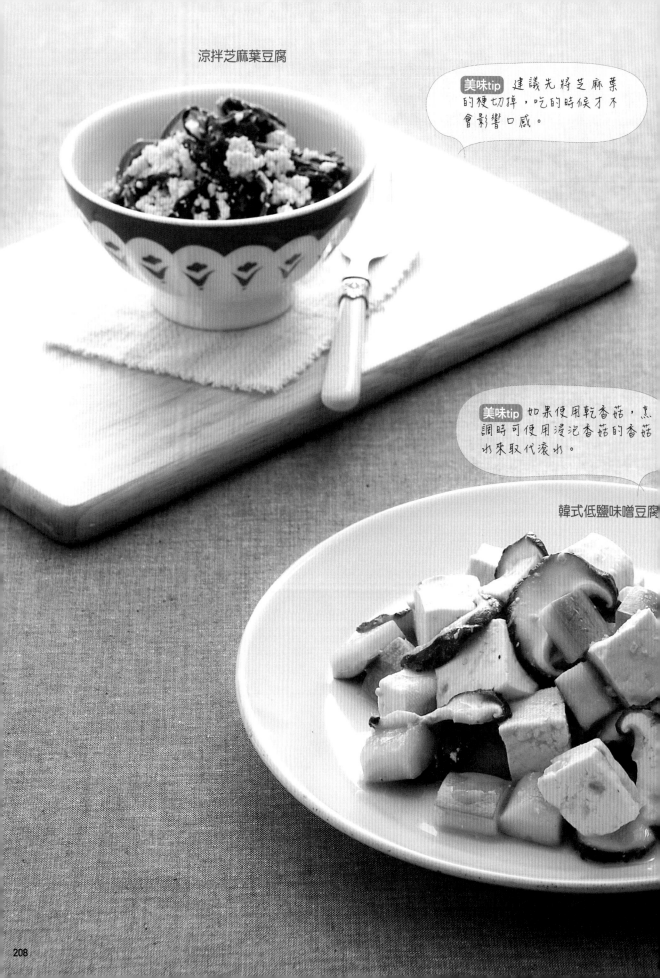

美味tip 建議先將芝麻葉的梗切掉，吃的時候才不會影響口感。

美味tip 如果使用乾香菇，烹調時可使用浸泡香菇的香菇水來取代滾水。

韓式低鹽味噌豆腐

涼拌芝麻葉豆腐 90 kcal

這是沒胃口時必吃的隱藏版菜單，如果醬醃螃蟹能讓別人狂嗑白飯，那麼涼拌芝麻葉豆腐就是讓我狂嗑白飯的最佳料理。香氣濃郁的芝麻葉與滑嫩香醇的豆腐結合後，讓人轉眼間就嗑光一碗白飯，十分滿足。

材料

豆腐 50 公克、芝麻葉 1 把、蒜末 1 大匙、芝麻鹽少許、香麻油適量

作法

❶ 豆腐搗碎後微波 30 秒，取出後去除水分。

❷ 將芝麻葉放入滾水中汆燙 10 秒，接著放入冷水內沖洗並擰乾水分。

❸ 將豆腐及❷和調味料一起放入大碗中拌勻即可。

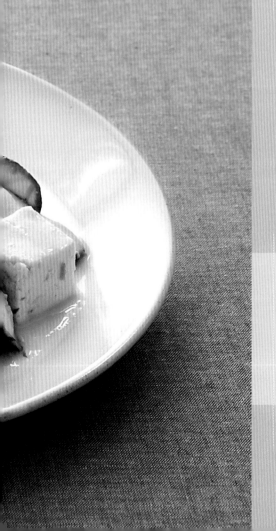

韓式低鹽味噌豆腐 150 kcal

在擬訂減肥菜單時，湯是絕對不能喝的。我每次喝湯或是吃火鍋時，都只撈湯頭裡的料來吃，湯總是被我倒掉。懷著相當捨不得的心情，完成這道沒有湯的韓式味噌豆腐。

材料

香菇 2 朵、綠櫛瓜 1/4 條、豆腐 1/4 塊、韓式味噌醬 1 大匙、水 1/2 杯

作法

❶ 香菇切片；綠櫛瓜和豆腐切成一口的丁狀大小。

❷ 在鍋內放入❶的材料、韓式味噌醬和水，然後燉煮 7～8 分鐘直到湯汁逐漸收乾。

涼拌黃芥茉海鮮 `195 kcal`

使用低卡路里的蔬菜和海鮮為食材，也能夠呈現出豐盛宴會大餐的感受，而嗆辣刺鼻的芥末醬則能讓頭腦清醒，是中式料理雞絲拉皮的變化版。

材料
花枝 1/2 隻、蝦子 2 隻，蘋果、梨子、紅椒、黃椒各 1/8 個、小黃瓜和紅蘿蔔各 1/6 根、豆芽菜 1 把

調味料
黃芥末醬▶梅子醋 2 大匙、醋 1 大匙、黃芥末醬 1/2 大匙、水 4 大匙

作法
❶ 花枝去掉皮膜再切花，接著切成 4～5 公分的長段並汆燙，最後切成細長條狀。
❷ 使用牙籤將蝦子的內臟去除，接著放入滾水中汆燙再剝殼。
❸ 蔬菜水果切成 1×4 公分的大小；豆芽菜汆燙後撈起。
❹ 將豆芽菜鋪在盤子上，再將海鮮、蔬菜和水果擺在上方。
❺ 所有食材與黃芥末醬一起拌勻即可享用。

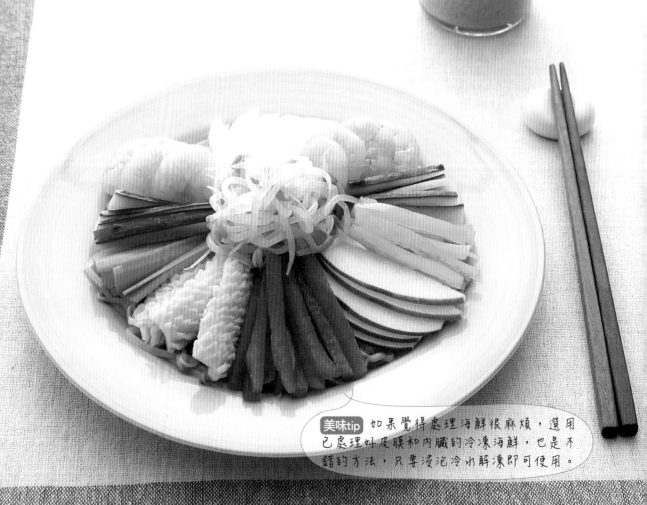

美味tip 如果覺得處理海鮮很麻煩，選用已處理好皮膜和內臟的冷凍海鮮，也是不錯的方法，只要浸泡冷水解凍即可使用。

降三高蒸蓮藕 90 kcal

看到蓮藕內部的空洞，就會讓我想在裡面塞東西。不過應該要放什麼才好呢？我嘗試將肉和泡菜塞進蓮藕洞裡。這道料理不僅製作過程有趣，吃了也令人心情愉快，就連味道也相當美味。

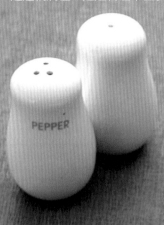

材料
蓮藕 1/2 條、韓式泡菜適量、牛絞肉（瘦肉）1 大匙、雜糧飯和蒜泥各 1 大匙、清酒 1～2 小匙、胡椒粉少許

作法
❶ 將蓮藕切成厚度 1 公分的片狀；泡菜用冷水沖洗後切細。
❷ 牛絞肉、蒜泥、清酒和胡椒粉一起拌勻。
❸ 將泡菜、牛肉和雜糧飯塞入每個蓮藕洞裡，再放入電鍋內蒸約 15 分鐘。

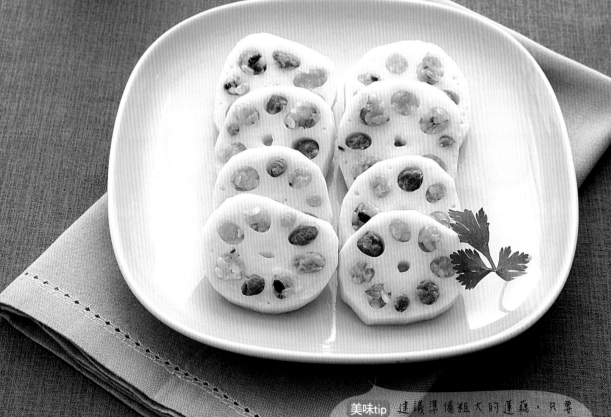

美味tip 建議準備粗大的蓮藕，只要蓮藕的空洞夠大，料理就會更方便。此外，也可以用雞胸肉來代替牛肉。

夏日沁涼冰沙 120 kcal

我無法想像沒有冰淇淋的世界！尤其是沒有冰淇淋的夏天，那怎麼會有趣呢？順口的牛奶搭配上清爽的水果，讓人心情也開朗起來。私心推薦這道專屬於仲夏夜的幸福冰品！

綠茶

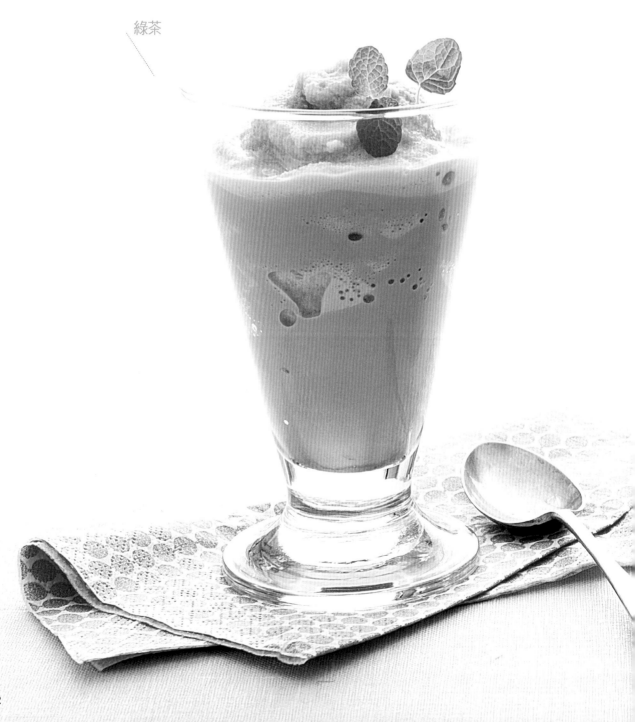

材料
草莓 100 公克、藍莓 50 公克、綠茶 1 大匙、低脂牛奶 200ml
作法
❶ 將低脂牛奶放到冷凍庫結成冰。
❷ 將水果與結凍牛奶放入食物調理機內，再打成冰沙即完成。

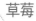 這是只需將材料放入果汁機內就能完成的簡易冰沙。如果使用的是冷凍草莓或藍莓等冷凍水果，請務必使用沒有結凍的牛奶喔！

藍莓

草莓

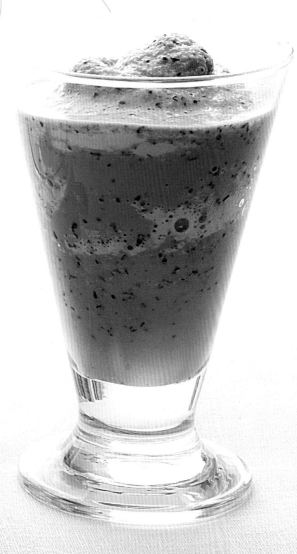

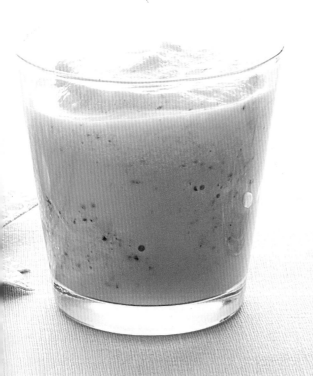

青花椰鮪魚活腦餐 `173 kcal`

當我還在錄製〈瘦身女孩〉時，某天肚子餓到深夜仍睡不著，於是再也忍不住的我打電話給李承允學長。因為這樣，這道鮪魚大雜燴成為我錄製節目期間吃到的第一份宵夜。哇！我絕對不會忘記那天嚐到的滋味，這是一道就算吃完馬上睡覺，隔天也不會變胖的神奇宵夜。

材料
鮪魚罐頭 1/2 罐、雞蛋 1 顆、綠花椰菜 1/3 顆、胡椒粉少許

作法
❶ 將鮪魚罐頭倒入滾水中汆燙以去除油脂，然後用濾網撈起並瀝乾水分。

❷ 綠花椰菜切成一口大小後放入滾水中汆燙，再用冷水沖洗並撈起備用。

❸ 將❶、❷和雞蛋放入熱鍋中，並用鍋鏟拌炒，待材料炒熟後撒上胡椒粉即可。

美味tip 用滾水汆燙鮪魚不僅能去除油脂，吃起來也會更有嚼勁。另外，也可以依個人喜好放入蒜末一起翻炒，會更好吃。

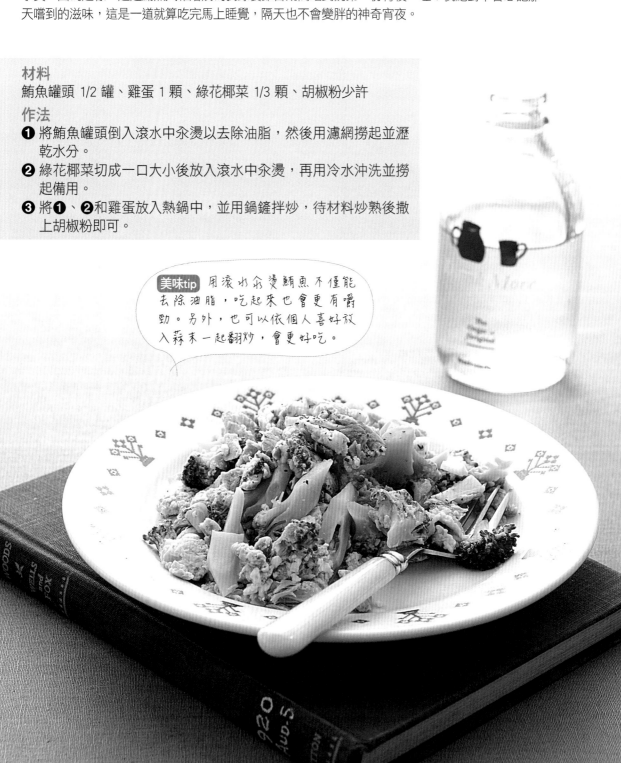

清蒸彩椒鮮魚 84 kcal

第一次見迷你彩椒時，我對它鮮豔的色彩一見鍾情，便毫不考慮買回家了。正苦惱著該如何料理時，最後決定用白肉魚來襯托這些彩椒，結果彩椒清脆的口感不但沒有流失，反而還更加美味呢！

材料
迷你彩椒 40 公克、任何一種白肉魚 30 公克、青蔥 1 把、杏仁 5 粒、胡椒粉少許

作法
❶ 迷你彩椒對切成一半；魚肉解凍後燙熟，接著用濾網撈起，放涼後再切細。
❷ 青蔥切成細末；杏仁放入食物調理機中打碎。
❸ 將魚肉、青蔥、碎杏仁和胡椒粉放入大碗中拌勻，再塞進迷你彩椒內，最後用電鍋蒸 5～6 分鐘即可。

美味tip 魚肉只需煮一次就會熟，因此彩椒不用蒸太久喔！

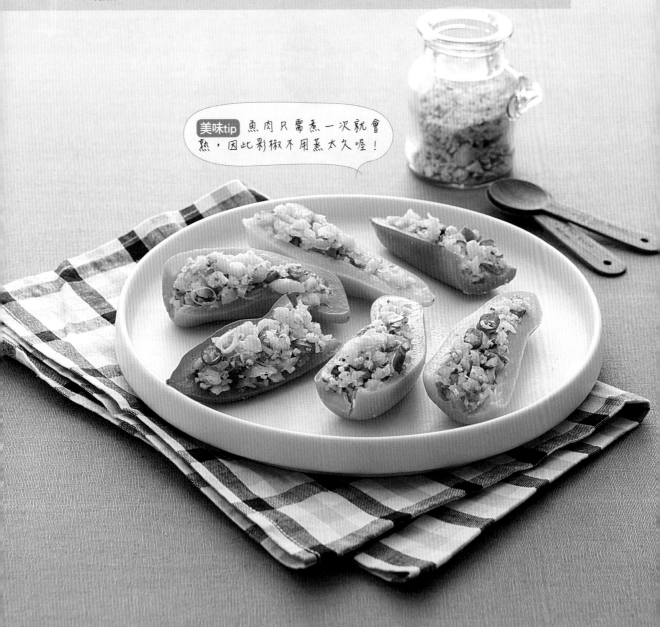

減肥時，吃這些最好！
強力燃脂的超級食材大公開！

減肥時難免會面臨許多食物的誘惑，我從中挑選出有助於減肥的食材，並在此公開分享。
它們不僅能填飽肚子、撫慰心靈，還能兼顧身體健康，是令我衷心感謝的減肥好幫手。

★ 黃豆＆豆腐

以香醇濃郁的黃豆製作而成的豆腐吃了會有飽足感，是能夠自然減少進食量的絕佳食品。黃豆被稱為從地上長出來的牛肉，營養價值更是滿分。此外，黃豆含有的皂素，有助於改善肥胖體質；卵磷脂則有減少體脂肪的效果，幫助減輕體重。

★ 雞蛋

雞蛋是富含多種營養素的萬能食品，因此擁有「完美食物」的美名。許多人不吃蛋黃，其實是對雞蛋的一種誤解。**吃蛋黃能增加對人體有益的好膽固醇，使身體健康。**

★ 肉類

高蛋白、低脂肪且味道清淡的雞胸肉有助於減肥，是幫助養肌肉的好食物。不過，如果因為好處多而天天只吃雞胸肉，很容易就會吃膩，因此建議搭配不同的食材來料理。

此外，不妨多選用雞腰內肉、豬肉（坐臀肉、前腿肉、後腿肉、里肌肉、腰內肉）或是牛肉（牛腩、後腿肉、牛臀肉、臀尖肉、腰內肉）等脂肪含量少且蛋白質含量高的部位。

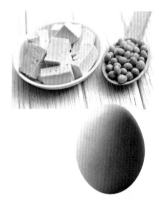
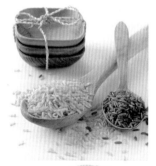
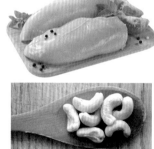
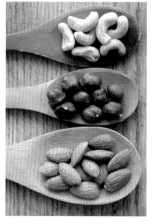

★ 玄米

膳食纖維豐富，吃了能增加飽足感。除了含有能防止腹部肥胖的硫胺素（即維他命 B1），還有各種豐富的營養素。此外，也含有豐富的礦物質，有助於維持皮膚彈性。

★ 堅果類

含有豐富不飽和脂肪酸的堅果類食品是減肥期間能取代餅乾的最佳零食。不過，**記得要選擇沒有添加糖或鹽巴的堅果**，下列這些都很適合：

杏仁▶能降低有害的膽固醇數值，預防皮膚老化。建議一次吃 10 顆左右最恰當。

花生▶能阻止身體吸收脂肪和糖分，並促進腸道蠕動，有效預防便秘，還含有豐富鈣質，能預防骨質疏鬆症，建議一次吃 20 粒最恰當。

核桃▶含有豐富的 Omega-3 脂肪酸，能減少體內膽固醇，預防各種成人疾病。建議一次吃 2 顆最恰當。

開心果▶減肥期間，吃開心果能消除疲勞，有效預防貧血，再加上卡路里低，也被稱作「瘦身堅果」。由於需要剝開堅硬的外殼才能享用，所以吃的速度慢，能延長飽足感。建議一次吃 8 顆左右最恰當。

✽ 地瓜

富含鈣質，有助於排出體內的鈉，是不容易被轉換成脂肪的碳水化合物。此外，它能幫助腸道蠕動，促進排便，也有助於排出腸道內的老廢物質。不過要注意，若將地瓜烤來吃，GI 值（即升糖指數）會升高。**因此建議用蒸的或是水煮，熟了再連皮一起吃。**

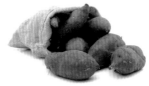

✽ 魚類

魚類含有許多不飽和脂肪酸，不但不會堆積在體內，還能分解並排出脂肪，有助於減輕體重。

鯖魚▶含有豐富的營養素，能有效預防皮膚問題。

鮪魚▶足以被稱作是大海中的「雞胸肉」，是高蛋白的魚類。

鱈魚▶是脂肪含量最低的魚類，有助於消除疲勞。

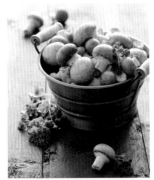

✽ 水果類

下列水果都含有維他命、纖維素，並有消除疲勞和壓力等有益身體健康的功能。

奇異果▶能增強免疫力，卡路里低且營養豐富，對皮膚有益。

葡萄柚▶能夠燃燒體內脂肪，還有抑制食慾的效果，更含有一天所需的維他命 C。

蘋果▶**建議最好連皮一起吃**，因為蘋果皮的果膠成分能減少吸收糖分、鹽分和脂肪。

香蕉▶吃香蕉是減肥時能兼顧皮膚健康的方法。它能防止皮膚彈性下降，而且富含膳食纖維，能有效預防便秘。

柿子▶能促進體內的鈉排出，也有助於消除水腫，對於下半身肥胖尤其有效。

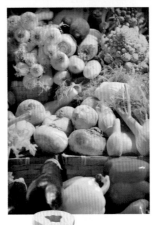

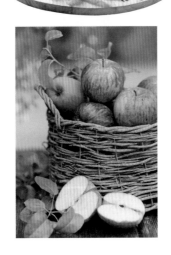

水蜜桃▶糖分少，卡路里也很低，吃下肚後很快就有飽足感，所以能有效抑制食慾。

水梨▶水分含量高，具有良好的利尿作用，還能使基礎代謝率提高，有助於排出老廢物質。

✽ 香菇

帶有嚼勁的口感類似肉類，取得方便且價格低廉，卡路里又低，是富含必需胺基酸的低卡路里食品。此外，它的水分含量高，有助於身體的新陳代謝。

✽ 蔬菜類

吃蔬菜能使嘴裡充滿新鮮滋味，並填飽肚子，無疑是減肥的最佳幫手。

萵苣▶富含膳食纖維且卡路里低，能有效治癒失眠。浸泡於冷水內再吃，還能保留清脆的口感。

洋蔥▶有助於恢復元氣，並能預防憂鬱症和掉髮問題。除此之外，對於分解體脂肪也很有幫助。

番茄▶卡路里相當低，並含有能防止老化的茄紅素。此外，能促進水分代謝，使皮膚透亮乾淨。

高麗菜▶保護胃部的功能相當突出，而且富含維他命 A。

生菜▶由於具有鎮定、助眠的效果，所以有助於改善壓力、憂鬱症以及失眠問題。

綠花椰菜▶被稱為超級食物，能有效預防皮膚問題，富含的鎂還能緩解生理痛，內含的維他命 C 量更是其它蔬果的 2 倍以上。

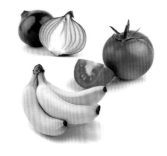

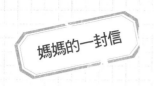
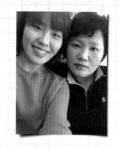

胖女孩變瘦美人的驚人奇蹟！
妳是最閃亮的星星，更是媽媽的驕傲！

只要提到權尾珍，就會想到瘦身女孩；只要提到瘦身女孩，就會想到權尾珍。

至今仍不曾告訴妳，現在才透過這封信向妳坦白，我打從心裡為妳感到高興與驕傲。妳從小就肥嘟嘟的，又很會吃，但卻不怎麼愛哭。妳之所以發育這麼好，媽媽可是有很大的功勞；妳之所以那麼會吃，也是因為疼妳才不惜成本地泡牛奶給妳喝，不過看妳這麼有口福，我就很幸福了。

看著妳茁壯成長也度過青春期，可是卻沒怎麼長高，身材反而橫向發展，還好妳從來不覺得自己胖，愉快地度過這段時光，只是妳的夢想倒是有些改變。幼稚園時，妳本來說要當演員，但是看著自己逐漸走樣的身材，便夢想成為搞笑藝人。我當時只是聽聽就算了，沒想到妳高三那年竟然說死都要當搞笑藝人，於是在考完學測後隔 2 天，整理好行囊離開媽媽的身邊，沒有任何理由，也絲毫沒有半點畏懼，便毅然決然前往首爾。

結束大學路的公演後，夜深了才吃東西果腹，徒增的卻是妳的體重與我的擔憂，可是我又不想對在外地獨自討生活的妳說：「快減肥啦！」以免造成妳的壓力。離家後 3 年，妳的體重突破 100 公斤，說實話，媽媽的心有如火燒般痛苦。後來妳說身體不舒服而去做了健康檢查，診斷報告說，妳的骨頭其實很纖細，就是長得太胖了，但妳還是完全不想減肥。

看到為了減肥而拚命的妳，媽媽真的很感動

2010 年妳成為 KBS 公開選拔的搞笑藝人，並以胖嘟嘟女孩的身分展開搞笑藝人生涯，2011 年 7 月 6 日進行第一次錄影，然後在 5 個月內就減重 45 公斤，**儘管〈瘦身女孩〉這個單元已經落幕，妳的減肥人生卻沒有因此中斷，到目前為止竟然已經甩掉 50 公斤以上！**真的讓我對妳刮目相看！現在想起來還是會鼻酸、會流淚。

妳還在錄〈瘦身女孩〉時，每週五只要見到我，不是雙手顫抖，就是睡不好，不然就是一下哭，一下笑，而我如果安慰妳不成就會忍不住想責罵妳。每當我叫妳要活得人模人樣，不要再錄〈瘦身女孩〉時，妳就會告訴我別再去看妳，我也會說再也不去了，然後大吵一架回到家後，妳和我兩個人都懊悔不已……

每週日下午都會送我到巴士轉運站坐車回榮州的尾珍啊！還記得有一次我回到家便打了通電話給妳，但妳卻告訴我，起碼還要再走上一個小時才會到家，而且因為住處很偏僻，所以妳很害怕，於是就一直和我講電話直到走回家。

　　妳早上要和教練運動，下午又要和學長姐運動；碰上減肥停滯期時，又説非得要減輕體重，所以必須再穿著濕淋淋的上衣走一個小時的路程回家。看著這樣的妳，我反而覺得有點嚇人，呵呵。不過妳一直以來都微笑以對，媽媽還真不知道妳竟然是如此頑強的孩子，然後就這樣分身乏術地度過 5 個月，成功且順利地結束拍攝。

　　不過最重要的是，我真的很感謝妳能健康瘦下來，我親愛的女兒尾珍在那之後仍然繼續減肥，並完成甩掉超過 50 公斤的壯舉，成為「最強減肥女王──權尾珍」。謝謝妳擺脱溜溜球效應維持好身材，謝謝妳那麼照顧弟弟時俊，謝謝妳將小狗延深帶回家，更要謝謝妳來到這個世上當我的女兒。

　　辛苦了這麼久，以後一定會好事連連的，未來也要幸福地認真生活，我愛妳，我的女兒尾珍最棒了！

愛尾珍的媽媽

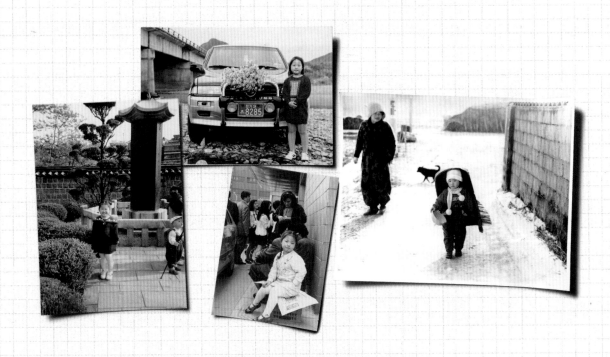

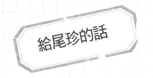

一本為肉肉女打氣的書！
快樂吃，輕鬆瘦，一起變 S 號美女吧！

2010 年 10 月，當〈搞笑演唱會〉企劃的「單身上天堂，情侶下地獄」單元成為話題焦點時，我首次見到權尾珍，同行的還有與她一起演出的搞笑藝人吳娜美和朴智宣。事實上，「單身上天堂，情侶下地獄」是由虔誠的信徒朴輝順、單身教主朴智宣以及擔任聖女一角貫穿整齣劇的吳娜美三人為主軸；相較之下，演出宗教狂熱份子的權尾珍戲份並不多，或許也沒有多少人記得她曾經出現在這個單元中。

採訪她們前，正在準備衣服的我碰上了一個問題，那個問題就是我只有最小尺寸的贊助衣服。雖然朴智宣和吳娜美並沒有任何問題，但問題卻出在權尾珍身上。當時的情況一看就知道非得準備大尺碼衣服，為此我只能緊急從賣場調度衣服，還好從休閒品牌中找到寬鬆的 XL 號衣服。不過最後為了整體的一致性，連吳娜美和朴智宣都得穿上該品牌的合身上衣。

採訪當天，尾珍拉拉衣袖感到難為情的表情，我至今仍然記憶猶新，原來 XL 號也不合身！儘管如此，她當天還是穿著那套衣服直到拍攝結束。不久後，我遇見整個人瘦了一大圈的權尾珍，她這樣告訴我，「當時那件衣服太小了，沒能告訴妳，可是那時也算是我人生中勉強稱得上苗條的時期。」

進行採訪時，我對權尾珍的印象相當深刻，全是因為她非常積極正面的心態。即使在場有兩位前輩，她也展現了毫不遜色的口條，十分健談，也是 3 人當中自尊心最強的一位。就電視節目而言，是完全令人意想不到的樣子。她說自己雖然胖，卻沒有什麼事是辦不到的，所以照樣穿短裙，也交過男朋友。拜這坦率大方的模樣所賜，也難怪我會覺得她更可愛、更有魅力。

一年過後，權尾珍藉由〈瘦身女孩〉脫胎換骨成功瘦下來。看著這樣的權尾珍，我不禁想，「積極正面的人做什麼就像什麼。」減肥之所以成功，都要歸功於積極正面的心態，而這個事實是當她在撰寫《女性朝鮮》專欄時我才領悟到的。

懂得享受減肥、樂在其中，才能真正瘦下來

有別於那些覺得減肥是場戰爭的減肥專家或瘦身成功的人，權尾珍懂得如何享受減肥。**她說，想吃什麼就吃，也沒有硬逼人做累死人的運動。只是大啖想吃的美食時，要懂得使低卡食材來料理。除此之外，她也提到要以生活中便可實踐的活動來取代累人的運動。**

最近的減肥方式多到有如洪水般氾濫，從這點來看，權尾珍的減肥方法卻與它們有所差別。減肥不是一週、半個月或是一個月的事，而是一輩子的事，有如一生的另一半。**減肥若是無法與生活結合，這輩子就很難瘦下來。**

在毫無期待的狀態下，我開始企劃權尾珍的減肥專欄。既然不是專業作家，業餘的文章勢必會加上記者的適當改寫與潤飾，所以我並沒有對內容抱有太大的期待，只覺得「減肥方法不是都差不多嗎？」權尾珍的文章頂多會引起那些對減肥感興趣的人的好奇心，並帶給他們勇氣罷了。

可是當我第一次收到權尾珍的原稿時，著實嚇了一大跳。因為除了減肥食譜之外，還包括一篇像是短篇小說的減肥隨筆，以及為了減肥朋友們而寫的希望書信，連文筆都相當流暢。當時我的組長被權尾珍的文字所感動，因此將原先預定的一頁篇幅增加為兩頁，當然撰稿費也變成 2 倍。

看完本書，再也不會因厭惡而討厭減肥

不論是再怎麼有趣的企劃內容，一次兩次過後，通常就會遺失初衷，讓人感到了無新意。可是權尾珍反而振興了專欄，並且每次親臨攝影棚協助料理拍攝工作，更親自下廚，像個食物造型師一樣幫忙佈景。

著手進行尾珍的專欄期間，當然也有提到要集結成冊。若搭著這個話題的順風車，從企劃到出版往往只要一兩個月就能搞定，可是尾珍卻說她想要一個人親自包辦所有事，就算書可能會晚一點才能出版也沒關係。所以她照片一張一張地拍，文章也一挑再挑後才刊登。

希望藉由這本書，那些因減肥而又哭又笑的朋友們能改變對減肥的看法。因為，比搞笑節目更爆笑精彩的減肥故事，確實存在。

《女性朝鮮》記者 杜景雅

連我都瘦了，妳也一定能成功！
加油，一起朝5號美女邁進吧！

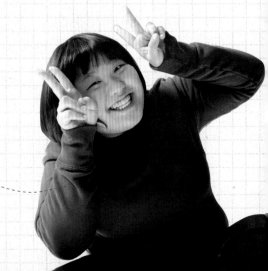

愛美麗系列019

Oh My God！我瘦了 50 公斤

沒吃藥、不節食、更沒抽脂，減肥才更要「吃」！
肉肉女變 S 號小姐的搞笑激瘦日記，笑著笑著就瘦了！
헬스걸 권미진의 개콘 보다 재밌는 다이어트

作　者	權尾珍
譯　者	林育帆
出版發行	采實文化事業有限公司
	100 台北市中正區南昌路二段 81 號 8 樓
	電話：（02）2397-7908
	傳真：（02）2397-7997
電子信箱	acme@acmebook.com.tw
采實官網	http://www.acmestore.com.tw
采實文化粉絲團	http://www.facebook.com/acmebook

總 編 輯	吳翠萍
主　　編	陳永芬
執行編輯	姜又寧
行銷組長	蔡靜恩
業務經理	張純鐘
業務專員	賴思蘋
會計行政	馬美峯 · 江芝芸 · 陳姵如
校　　對	姜又寧 · 陳永芬
內文排版	菩薩蠻數位文化有限公司
製版 · 印刷 · 裝訂	中茂 · 明和
法律顧問	第一國際法律事務所 余淑杏律師

ISBN	978-986-6228-97-1
定　　價	350 元
初版一刷	103 年 03 月 20 日
劃撥帳號	50148859
劃撥戶名	采實文化事業有限公司

國家圖書館出版品預行編目資料

Oh My God！我瘦了50公斤：沒吃藥、不節食、更沒抽脂，減肥才更
要「吃」！肉肉女變S號小姐的搞笑激瘦日記，笑著笑著就瘦了！／
權尾珍原作；林育帆譯. -- 初版. -- 臺北市：采實文化，民103.3
　面；　公分. --（愛美麗系列；19）譯自：헬스걸 권미진의 개콘
보다 재밌는 다이어트

ISBN　978-986-6228-97-1（平裝）
1.塑身　2.減重　3.運動健康

411.94　　　　　　　　　　　　　　　　103002471

헬스걸 권미진의 개콘 보다 재밌는 다이어트
Copyright © 2013 by Kwon, Mi Jin
All rights reserved.
Original Korean edition was published by Chosun
News Press
Complex Chinese(Mandarin) Translation Copyright©
2014 by ACME Publishing Ltd
Complex Chinese(Mandarin) translation rights
arranged with Chosun News Press
through AnyCraft-HUB Corp., Seoul, Korea & M.J
AGENCY

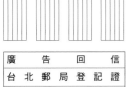

采實文化事業有限公司

100台北市中正區南昌路二段81號8樓

采實文化讀者服務部　收

讀者服務專線：（02）2397-7908

權尾珍 ◎著　林育帆 ◎譯

Oh My God!

헬스걸 권미진의 개콘보다 재밌는 다이어트

我瘦了 50公斤

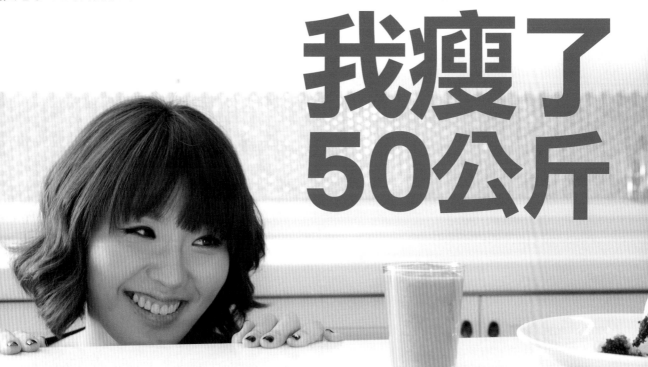

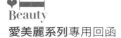
愛美麗系列專用回函

系列：愛美麗019

書名：Oh My God！我瘦了50公斤

　　　沒吃藥、不節食、更沒抽脂，減肥才更要「吃」！肉肉女變S號小姐的搞笑激瘦日記，笑著笑著就瘦了！

　　　헬스걸 권미진의 개콘 보다 재밌는 다이어트

讀者資料（本資料只供出版社內部建檔及寄送必要書訊使用）：

1. 姓名：

2. 性別：□男　□女

3. 出生年月日：民國　　　年　　　月　　　日（年齡：　　　歲）

4. 教育程度：□大學以上　□大學　□專科　□高中（職）　□國中　□國小以下（含國小）

5. 聯絡地址：

6. 聯絡電話：

7. 電子郵件信箱：

8. 是否願意收到出版物相關資料：□願意　□不願意

購書資訊：

1. 您在哪裡購買本書？□金石堂（含金石堂網路書店）　□誠品　□何嘉仁　□博客來
　　□墊腳石　□其他：＿＿＿＿＿＿＿＿＿＿＿（請寫書店名稱）

2. 購買本書日期是？＿＿＿＿年＿＿＿＿月＿＿＿＿日

3. 您從哪裡得到這本書的相關訊息？□報紙廣告　□雜誌　□電視　□廣播　□親朋好友告知
　　□逛書店看到　□別人送的　□網路上看到

4. 什麼原因讓你購買本書？□喜歡作者　□喜歡化妝　□被書名吸引才買的　□封面吸引人
　　□內容好，想買回去試試　□其他：＿＿＿＿＿＿＿＿＿＿＿＿＿＿＿＿＿（請寫原因）

5. 看過書以後，您覺得本書的內容：□很好　□普通　□差強人意　□應再加強　□不夠充實
　　□很差　□令人失望

6. 對這本書的整體包裝設計，您覺得：□都很好　□封面吸引人，但內頁編排有待加強
　　□封面不夠吸引人，內頁編排很棒　□封面和內頁編排都有待加強　□封面和內頁編排都很差

寫下您對本書及出版社的建議：

1. 您最喜歡本書的特點：□圖片精美　□實用簡單
　　　　　　　　　　　□包裝設計　□內容充實

2. 您最喜歡本書中的哪一個單元？原因是？

＿＿＿＿＿＿＿＿＿＿＿＿＿＿＿＿＿＿＿＿＿＿＿＿

＿＿＿＿＿＿＿＿＿＿＿＿＿＿＿＿＿＿＿＿＿＿＿＿

3. 您最想知道哪些美容瘦身的相關資訊？

＿＿＿＿＿＿＿＿＿＿＿＿＿＿＿＿＿＿＿＿＿＿＿＿

＿＿＿＿＿＿＿＿＿＿＿＿＿＿＿＿＿＿＿＿＿＿＿＿

4. 未來，您還希望我們出版什麼方向的工具類書籍？

＿＿＿＿＿＿＿＿＿＿＿＿＿＿＿＿＿＿＿＿＿＿＿＿

＿＿＿＿＿＿＿＿＿＿＿＿＿＿＿＿＿＿＿＿＿＿＿＿

寄回函，抽好禮！ 限量2名

將讀者回函填妥寄回，就有機會得到精美大獎！

活動截止日期：2014年5月20日（郵戳為憑）

得獎名單公布：2014年5月30日公布於采實FB

https://www.facebook.com/acmebook

【TANITA】超薄酷炫體脂計

日本原裝進口，操作簡單，測量時安全舒適，並有超大LCD螢幕顯示，方便閱讀測量結果，更使用最新BIA加Reactance Technology科技，測量數值更精密準確，管理身材更容易。

（市價2480元）

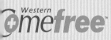

奇跡の新纖感瘦

腹の肥満を阻止します

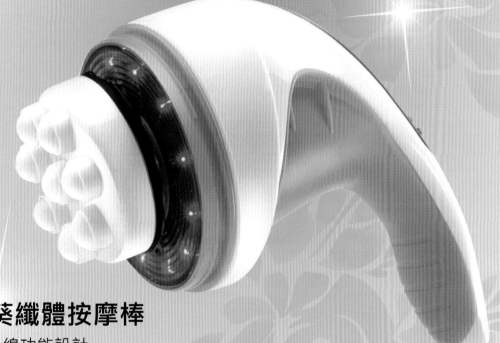

小海葵纖體按摩棒

- 遠紅外線功能設計
- 可更換兩種按摩頭
- 旋轉式按摩法/美體效果佳
- 兩色選擇

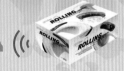

f Comefree, Taiwan

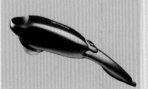	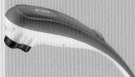	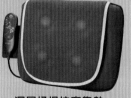	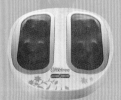
小企鵝震捶按摩棒	小白鯊震捶按摩棒	深層揉捏按摩靠墊	甦活足部按摩機
基礎の質感達人	**肩頸の輕鬆達人**	**背部の揉捏達人**	**雙足の樂活達人**

西合健康概念館 Western HOUSE OF HEALTH

西合實業股份有限公司
台北市博愛路12號
客服地址:新北市中和區連城路238號4樓
客服電話:02-2226-1189 / 02-2314-1131

http://www
western-union.com.tw
0800-533-899

 **1313健康館**

3 款超人氣網路熱銷商品！
讓您美美的瘦，健康的瘦。

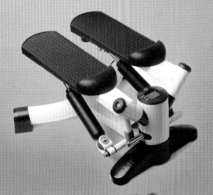

黃金比例踏步機 990

窈擺鈴 990

每款超值促銷價

990 元

仰臥起坐訓練板 990

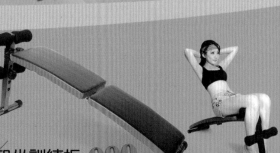

請搜尋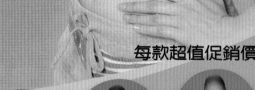

1313 健康館

 1313健康館 地址：新北市三重區正義北路349號　電話：02-2987-1349　營業時間：下午1點~晚上10點